【中医五脏养生经丛书】

主编 张 艳 卢秉久

# 养肝

# 就是养气血

卢秉久
郑佳连 编著

中国中医药出版社

·北京·

**图书在版编目（CIP）数据**

养肝就是养气血 / 卢秉久，郑佳连编著 . —北京：中国中医药出版社，2017.5（2021.12 重印）

（中医五脏养生经丛书）

ISBN 978 – 7 – 5132 – 3885 – 4

Ⅰ . ①养… Ⅱ . ①卢… ②郑… Ⅲ . ①柔肝—基本知识 Ⅳ . ① R256.4

中国版本图书馆 CIP 数据核字（2016）第 308888 号

**中国中医药出版社出版**

北京经济技术开发区科创十三街 31 号院二区 8 号楼
邮政编码 100176
传真 010 64405721
廊坊市晶艺印务有限公司印刷
各地新华书店经销

开本 710×1000 1/16 印张 11 字数 157 千字
2017 年 5 月第 1 版 2021 年 12 月第 3 次印刷
书号 ISBN 978 – 7 – 5132 – 3885 – 4

定价 39.80 元
网址 www.cptcm.com

如有印装质量问题请与本社出版部调换
版权专有 侵权必究

服务热线 010 64405510
购书热线 010 64065415 010 64065413
微信服务号 zgzyycbs

书店网址 csln.net/qksd/
官方微博 http：//e.weibo.com/cptcm

淘宝天猫网址 http：//zgzyycbs.tmall.com

# 《中医五脏养生经丛书》编委会

**主　编**　张　艳　卢秉久

**副主编**　吕晓东　于　睿　郑佳连　李　佳
　　　　　徐　程　薛立平　王　辉　朱爱松
　　　　　吕　静　宫丽鸿　刘景峰

**编　委**　王欣欣　李　莹　张　慧　张　伟
　　　　　赵晓迪　赫　婷　陈柏瑜　赵志超
　　　　　马姝荣　艾研丽　袁梓勋　刘晶晶
　　　　　李蓄楠　肖　雪　陈　琳　王晓婷
　　　　　李　熠　杨　入　杨　硕　礼　海
　　　　　白颖籔　宋亭亭　王思尹　王　懿
　　　　　王学良　王　军　田　淼　阎　俊
　　　　　赵殿臣　王　辰　刘　月　孙竟然
　　　　　陈瑞年　白艳娇　于洪爽　张慧珍
　　　　　武域竹　陈亚男　于　澜　何　涛
　　　　　崔弘斌　迟　楠　张英杰　崔晓丹
　　　　　赵乃荣　张　洋　庄　园　孙明鸿

# 前言

　　身为一名医生，当自己患者的病情发展到已经无法医治的地步时，那种痛心疾首的感觉别人不会感同身受。每当这个时候，就会想到为何不在疾病未起或者初起的时候就在生活的细节中有所注意，从而抑制疾病的进一步发展！

　　现在人们往往不在乎身体健康，追逐权力和金钱不惜以身体健康作为代价。年轻人啊！看看那些晚年要在医院里度过的老人，是否要重新审视自己的健康观呢？其实，真正的养生没有那么复杂和烦琐，它可能简单到只是一种崇高的生活态度，这种态度会指引人们更加热爱生活、珍惜生命！

　　我们作为中医大夫，养生的思想根深蒂固，也会经常接受电台、报社的采访，向大众普及一些养生防病的知识，总想将这些点点滴滴的养生知识汇总并进行归类，想来想去还是觉得按照五脏进行分类能体现中医的特色。所以，就萌生了编写此套丛书的想法。

　　愿此套丛书可以很好地服务于大众，让更多的人愿意养生、喜欢养生、迷上养生、热爱养生、懂得养生、正确养生，成为一个健康长寿、生活质量高的人！

张　艳　卢秉久

2017 年 1 月

编写说明

根据中医理论，五脏中肝脏属木，在疏泄气机、调畅情绪、食物消化、男女生殖等方面发挥着重要作用。由于现代生活节奏的加快以及工作压力的增大，很多人产生了各种各样的心理问题，甚至是出现了亚健康状态，而这些与肝脏关系密切。

现代医学认为，肝脏是人体内最重要的器官之一，不仅在物质代谢方面与全身组织器官密切相关，还具有分泌、排泄和生物转化等许多的重要功能。肝脏系统疾病在我国是常见病、多发病，仅乙肝病毒携带者就有 1.3 亿左右，其中部分会发展为慢性肝炎、肝硬化甚至肝癌。另外，由于生活水平的提高、饮食结构的改变、含酒精饮料的大量摄入以及药物的滥用，脂肪肝、酒精性肝病和药物性肝病的发病率也迅速上升，成为危害人民身体健康的常见病，如何来保护我们的肝脏成为热点。

希望在本书中，您可以了解到一些您想了解的关于肝脏的知识！

编　者
2017 年 1 月

目 录

第四章   养肝护肝怎么吃？会吃才是硬道理 / 63

第五章  养肝四联法 / 87

## 第六章　精神养肝法 / 119

## 第七章 细节决定肝健康，生活中的保肝学问 / 131

## 第八章　保护肝胆，肝胆同治 / 151

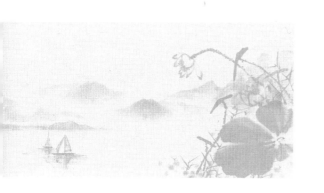

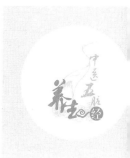

# 第一章

## 保肝保健康，中医和您谈肝

# 一、西医眼中的肝

## 1.肝脏的位置——承上启下

肝脏的位置在人体的右上腹部，隐匿在右侧膈下和季肋深面，左外叶横过腹中线而达左上腹，呈不规则的楔形，右侧钝厚而左侧扁窄，基本与胃相对称，也就是我们常说的肝区。事实上，肝的体积较大，从右肋部一直延伸过上腹正中，大部分被肋弓覆盖。一般来说，成年人肝脏的位置偏高，不容易触摸到，而幼儿的肝下缘位置较低，露出到右肋下一般均属正常情况。

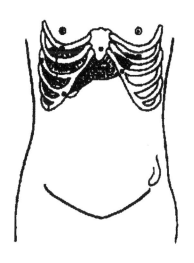

从体表投影看，肝上界在右锁骨中线第5肋骨、右腋中线平第6肋骨处。肝下界与肝前缘一致，起自肋弓最低点，沿右肋弓下缘左上行，至第8、9肋软骨结合处离开肋弓，斜向左上方，至前正中线，到左侧至肋弓与第7、8肋软骨结合处。一般认为，成人肝上界位置正常的情况下，如在肋弓下触及肝脏，则多为病理性肝大。

肝脏的位置并不是固定的，肝脏上缘与膈相邻，所以常随呼吸运动而被膈推动下移。肝脏的位置表现为吸气时稍下降，呼气时则稍上升，通常平静呼吸时升降可达 2~3 厘米。因此，医生在给患者进行肝脏触诊检查时，常需要受检者深呼吸来配合，从而更易对肝脏的硬度、形态作出判断。另外，站立时由于肝脏的自身重力，上下的位置与平卧时也稍有不同。

## 2.肝脏的功能——身体里的化工厂

肝是人体中最大的消化腺，是新陈代谢最旺盛的器官，担负着极其重要而复杂的功能，如脂肪、糖类及蛋白质的代谢和储存，调节血液中的物质的浓度，分泌胆汁，解毒等。肝内所进行的生物化学反应有 500 多种，如此多的代谢活动，主要靠肝内含有的数百种酶的作用。人体的肝脏一般在 1250 克左右，是一个重要的器官，人不能离开肝脏而存活。肝脏几乎参与体内的一切代谢活动，所以被人们称为"物质代谢的中枢"、体内最大的"化工厂"。这不仅不过分，而且只表达了肝脏的一部分功能而已。现将肝的主要功能分述如下。

◎ 解毒中心

肝脏能吸收人体内的毒物或将机体代谢过程中产生的有毒物质转变成为无毒或毒性较小的物质，加速其排泄，以保护机体免受毒害，维持正常生理功能。当肝脏受到损害时，肝脏的解毒功能下降，便可出现中毒症状。肝脏的解毒作用是通过以下三种途径完成的：

变质作用：某些物质经过肝脏的作用后，即失去原来的性质，变为无毒。

氧化作用：某些物质经过肝脏时，经氧化而失其毒性。

结合作用：肝内的有机酸或无机酸与毒物结合，使之失去毒性称为结合作用。这是肝脏解毒功能中最广泛的一种。多种毒物均可经过此种作用而失去其毒性。

肝脏还可将氨基酸代谢产生的大量有毒的氨，经肝细胞内的线粒体和内质网上有关酶的作用，形成无毒的尿素，经肾脏排出体外。

◎ 能量供应站

人体摄取的食物经肠道吸收其营养物质，再通过血液循环进入肝脏，在肝脏内经过加工改造变成人体需要的物质，这一系列的化学改造过程包括糖类、蛋白质、脂肪与维生素的代谢。

蛋白质代谢：由消化道吸收的氨基酸在肝脏内进行蛋白质合成、脱氨、转氨等过程，合成的蛋白质进入血循环供全身器官组织需要。肝脏是合成血浆蛋白的主要场所，由于血浆蛋白可作为体内各种组织蛋白的更新之用，所以肝脏合成血浆蛋白的作用对维持机体蛋白质代谢有重要意义。肝脏将氨基酸代谢产生的氨合成尿素，经肾脏排出体外。所以肝病时血浆蛋白减少、血氨可能升高。

糖代谢：单糖经小肠黏膜吸收后，由门静脉到达肝脏，在肝内转变为肝糖原而贮存。一般成人肝内约含 100 克肝糖原，仅够禁食 24 小时之用。肝糖原在调节血糖浓度以维持其稳定中具有重要作用。当劳动、饥饿、发热时，血糖大量消耗，肝细胞又能把肝糖原分解为葡萄糖进入血液循环，所以患肝病时血糖会有异常。

脂肪代谢：肝脏是脂肪运输的枢纽。消化吸收后的一部分脂肪进入肝脏，以后再转变为体脂而贮存。饥饿时，贮存的体脂可先被运送到肝脏，然后进行分解。在肝内，中性脂肪可水解为甘油和脂肪酸，此反应可被肝脂肪酶加速，甘油可通过糖代谢途径被利用，而脂肪酸可完全氧化为二氧化碳和水。肝脏还是体内脂肪酸、胆固醇、磷脂合成的主要器官之一。

维生素代谢：肝脏在维生素的贮存、吸收、运输、改造和利用等方面具有重要作用。

◎ 最大的内分泌器官

肝脏是最大的分泌腺，可以分泌胆汁。虽然叫作"胆"汁，但是胆汁

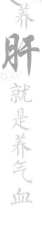

却是由肝细胞分泌的。健康的肝细胞每天能分泌胆汁 300~700 毫升。在消化食物时，胆汁可沿胆总管直接进入十二指肠。如肠内空虚，不需要胆汁消化食物的时候，胆汁即会流入胆囊内暂时贮存，有必要的时候再重新流入肠道。

胆汁可促进胰液和肠液的消化，刺激肠道的活动，加速消化过程。胆汁还有抑制肠道内腐败细菌生长的作用。

胆汁在消化过程中的主要作用在于促进脂肪的消化和吸收。如果没有胆汁，则摄入的脂肪中约有 40% 将从粪便中丢失，且还伴有脂溶性维生素的吸收不良。胆汁分泌障碍的患者大便上漂着一层油脂的原因就在于此。

肝脏是许多重要激素作用的靶器官，也是激素降解、排泄、互变、转化和贮存的主要部位。另外，肝脏亦可看作一个内分泌器官，它能制造排钠因子、血管紧张素原及红细胞生成素原等激素样物质。

## 3. 肝脏分叶与分段——放射分布

肝脏呈不规则的楔形，肝有上、下两面，前、后、左、右四缘。肝的上面隆起贴于膈，又称膈面，分为左、右两叶，右叶大而厚，左叶小而薄。其具体分为：左内叶、左外叶、右前叶、右后叶、尾状叶、方叶。

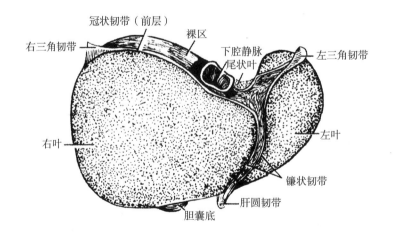

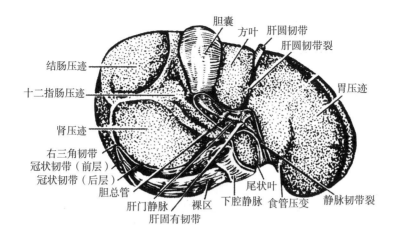

胆囊　方叶　肝圆韧带
肝圆韧带裂
结肠压迹
十二指肠压迹
胃压迹
肾压迹
右三角韧带
冠状韧带（前层）
冠状韧带（后层）
胆总管
尾状叶
肝门静脉　裸区　下腔静脉　食管压变　静脉韧带裂
肝固有韧带

肝脏的韧带有肝圆韧带、冠状韧带、镰状韧带、三角韧带，它们固定在本身的位置上相对稳定。由镰状韧带将肝脏分为左、右两叶。

肝的下面朝向左下方，邻接腹腔若干脏器，称脏面（下面）。由两条纵行沟和一条横行沟连成 H 形，即右纵沟、左纵沟和横沟。横行沟连接于两纵沟之间，有肝管、门静脉和肝动脉的分支出入，称为肝门，是门静脉、肝动脉、肝管以及神经、淋巴管的出入处；右纵行沟前方为胆囊，后方为下腔静脉。右纵沟的前部有一浅的胆囊窝，容纳胆囊，后半部有腔静脉窝，下腔静脉由此通过。左纵沟前半部有肝圆韧带。

## 4.肝脏血管——双重供养

肝脏血液供应非常丰富，肝脏的血容量相当于人体总血量的 14%，成人肝每分钟血流量有 1500～2000 毫升。

肝脏的血液供应是十分特殊的。一般脏器都只分配一根进去的血管——动脉和一根出去的血管——静脉。动脉的作用是将新鲜的物质带到器官中，而静脉则是负责将垃圾排出体外。而肝脏非常特殊，是腹腔内脏中唯一有双重血液供应的器官。即给肝脏供血的有两根动脉，其中一个叫作肝固有动脉，另一个叫作门静脉。动脉进入肝脏后分为各级分支到小叶间动脉，将直接来自心脏的动脉血输入肝脏，主要供给氧气。门静脉进入肝脏后分

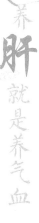

为各级分支到小叶间静脉，把来自消化道含有营养的血液送至肝脏"加工"。肝静脉的血注入下腔静脉再回到心脏。

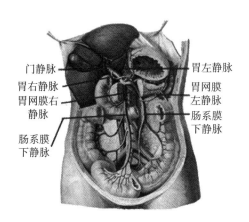

## 5. 肝管系统——分分又合合

肝细胞制造、分泌胆汁，经输胆管道输送到十二指肠，输胆管道可分为肝内胆道和肝外胆道两部分。

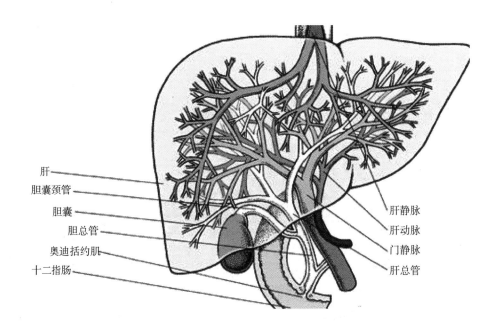

肝内胆道包括胆小管、小叶间胆管等。肝外胆道包括左、右肝管，肝总管，胆囊与胆总管。左肝管与右肝管由小叶间胆管逐渐汇合而成，出肝门后两管汇合成肝总管。肝总管在肝十二指肠韧带内下降，并在韧带内与胆囊管以锐角汇合成胆总管。胆总管壁与胰管汇合，形成略为膨大的肝胰壶腹（或称 Vater 壶腹），开口于十二指肠大乳头。在肝胰壶腹周围有增厚的环形平滑肌包绕，称肝胰壶腹括约肌。此括约肌的收缩与舒张，可控制胆汁与胰液的排出。

## 6. 肝脏的邻居

肝脏与多个脏器相邻。肝右叶上方与右胸膜和右肺底相邻；肝左叶上方与心脏相连，小部分与腹前壁相邻；肝右叶前面部与结肠相邻，后叶与右肾上腺和右肾相邻；肝左叶下方与胃相邻。所以当出现肝区疼痛不适时应区分是不是相邻器官引起的，以避免误诊的发生。

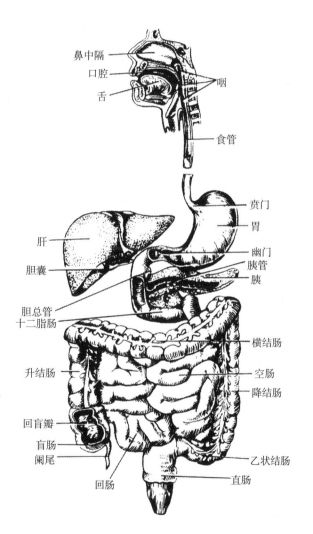

鼻中隔
口腔
舌
咽
食管
贲门
胃
幽门
胰管
胰
肝
胆囊
胆总管
十二脂肠
横结肠
升结肠
空肠
降结肠
回盲瓣
盲肠
阑尾
乙状结肠
直肠
回肠

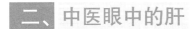

## 二、中医眼中的肝

中医学所说的肝，比西医所说的概念更广更复杂一些，它不仅是指解剖学上的肝脏，更重要的是一个功能活动系统，是一较抽象的概念，如人的精神情志活动等都涉及中医肝的功能范围。肝与胆、目、筋、爪等构成肝系统。

古代医家将肝比喻为"将军之官"，这个比喻出自《素问·灵兰秘典论》："肝者，将军之官，谋虑出焉。"后世医家王冰注释："勇而能断，故曰将军；潜发未萌，故谋虑出焉。"将肝的生理功能用形象的比喻做了概括。肝在人体中处于将军位置，捍卫周身，保护君主（藏血养心），平叛诸乱（解毒）；对人的思维也起重要作用，人的谋虑正误取决于肝。

### 1. 肝体阴而用阳

先看个病例吧，患者李某，男，55 岁，近来因情志因素、工作劳累经常眩晕，耳鸣，头胀痛，易怒，失眠多梦，大便干结，影响自己的工作和生活质量，于是到医院就诊，医生用天麻钩藤饮加减方，方中用了天麻、钩藤、石决明等镇肝之药，另外还用了当归、白芍这类养肝血的药物，口服几剂后症状有了明显好转。你一定会问了明明是肝阳上亢的症状为什么要加些养肝血的药物呢？这是由肝的阴阳属性来决定的。"阴""阳"是表示事物两种对立的特定属性和性态特征的范畴。人体中规定凡是部位在上（胸中）者为阳，部位在下（腹中）者为阴；体表属阳，体内属阴。肝位于人体内部，居于腹中，属阴脏。另外，还可以根据脏腑阴阳的功能特性划分阴阳的强弱多少。凡具有升发之性者属阳，而具有下降之性的属阴；其性质强大的便为"太"，相对较弱的便为

"少"。肝主升发之性属阳，但其上升之势弱于心，故为少阳。所以说，肝为阴中之少阳。

肝"体阴而用阳"，"体"指肝的本体；"用"指肝的功能属性。肝为藏血之脏，血属阴，是肝脏中具有滋润、下降、宁静、收藏等功能的物质，故肝体为阴；肝主疏泄，其气主升主动，性喜条达，具有温煦、上升、运动、宣散等功能，故肝用为阳。肝体阴而用阳实际上是概括了肝的形态结构与生理功能的关系，也揭示了肝生理功能及病理变化上的主要特征。所以临床上对于肝病的治疗，常常用滋养阴血之法以益肝，或凉肝泻肝等法以抑制肝气肝阳之升动太过。所以前面的病例当中，虽说是"肝用"过了，同样还是用了养肝血的药物养"肝体"，抑制肝气肝阳的升发太过。

## 2. 肝属木

我们从电视剧当中经常会看到一个人受到重大精神刺激后，突然昏倒、不省人事、四肢抽搐等，醒来后大都会半身不遂、口齿不清，也就是"中风"了。为什么"中风"了呢？"风"又从哪里来？现在我们来说一下人为什么"中风"吧。

我们都知道五行指木、火、土、金、水，代表五种属性，是抽象概念，不是指具体的某种东西。五是个普遍的数字，五指、五官、五脏、五味……有很多事物可以分为五类。世界上所有的东西都可以用这五类属性加以概述，有句笑话是这样说的"五行学说是个筐，什么都能往里装"。

在中医里，用五行描述人体五脏系统的功能和关系，注意这里的五脏也是个功能概念（称为藏象），并不限于具体的解剖上的五脏。"木曰曲直"说的是春天里的树木都会发芽生长，欣欣向荣一派蓬勃发展的景象，我们就把具有生长、生发、柔和、条达舒畅等性质的物体都归为"木"。肝具有升

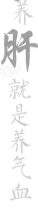
发、条达的特性，与木有生长、能屈能伸、升发的特点相同，故肝属木。由此推出与肝相关的胆、筋、爪、目、泪也属木。风来了，树木会剧烈的摇晃摆动，同样人受到了刺激，肝的功能也会异常，肝脏失去了它的升发条达之性，人就会感到气血上涌昏倒或者像树木一样摇晃——四肢抽搐、口眼㖞斜等。临床上治疗这类疾病大都会用一些天麻、钩藤、桑叶、菊花等平肝镇肝之品。

## 3. 肝主疏泄——动力的源泉

疏即疏通，泄即发泄、升发。肝主疏泄是指肝对于全身的气机、血液和津液等方面具有疏通、畅达的功能。如果把人体比作繁华复杂的交通马路，那么肝就是这条大马路上的指挥官——"交警"，指挥着各个车辆（脏腑器官）的运行，使这条大马路畅通无阻。所以说肝的疏泄功能正常是保持肝脏本身的功能以及其他脏腑功能协调有序的重要条件。一旦警察下了岗，那么交通即将瘫痪。肝的疏泄功能主要表现在以下几个方面：

### ◎ 调畅全身气机

气机这个词对于老百姓来说很难理解，气机到底是什么呢？人们常说人活着就是为一口气，也就是说有了"气"人才能活着，而气机就是气的升降出入运动。你可能又要问了，气在我们身体当中到底是怎么运动的呢？我们既看不着又摸不着。可以这么说，气是无形的，是构成和维持人体生命最基本的物质，它的运动又是有一定规律的。想象一下如果"气"在你的身体乱窜的话，你会舒服吗？所以就要有个领导者来约束和指挥"气"的运动，而肝就是这个指挥官。它指挥着全身气的升降出入运动，使机体脏腑、经络、器官等的功能活动正常运行。

如果肝这个领导者病了，那么"气"就会随着自己的意愿到处跑，这样你就会感觉不舒服。一个人经常生闷气，一天到晚心事重重，思虑太过，这就不像领导者了，领导果断的风格被改变，气的运动就会受到阻碍，我们就会出现胁肋部、两乳或小腹两侧等处胀痛不适的症状；如果易于发怒，遇到事情总是急于做决定，容易冲动，这也不像一个明智领导者的风格，是个不稳重的、鲁莽的领导者。在肝就是功能过于亢盛，我们说肝火旺、肝阳上亢，即肝的疏泄功能太强，气的升发显现过亢，气的下降不及，从而形成肝气上逆的病理变化——头目胀痛、面红目赤、易怒、口苦咽干等病理表现。重者可以猝然昏倒、不省人事，称为气厥；甚至于气升太过，则血随气逆，而导致吐血、咯血等血从上溢的病理表现。可以说肝是一个很特殊的脏器，我们平常不能闷闷不乐，这样会"肝气郁结"；更不能经常大发雷霆，这样又会"肝气上逆"。

### ◎ 促进血液与津液的运行和输布

一个将军的职责是辅助君主并指挥军队来保卫自己的祖国，而在人体，保卫国家的军队就是人体内的血、津液等物质，肝脏就负责将血、津液运到它们该去的地方。气是血液和津液运行的动力。前面我们提到肝指挥全身气的运动，那么肝通过对气的调节，间接地影响了血液的运行和水液的代谢。

血液的运行与心、肺、脾和肝密切相关。其中心主血脉、肺助心行血、脾主统血、肝主藏血。就好比心脏是造血的机器，肺经常带来新鲜的氧气、脾负责血液不溢出血管、肝脏则是储藏血的大池子。而这一切工作的基础是气机的调畅。气机调畅，才能充分发挥心肺脾肝的生理功能，从而保证血液的正常运行。肝的疏泄功能可以调畅气机，使全身脏腑经络之气的运行畅达有序。气能运血，气行则血行，气行则津布，故肝的疏泄作用能促进血液、津液的运行，使之畅达而无瘀滞。若气机郁结，也就是气血运行的通道堵了，那么血的运行就会不通畅，血液瘀滞停积而为瘀血、癥积，或肿块，在女子可出现行经不畅、月经后期、痛经、经闭等。若肝气上逆，迫血上涌，又可使血不循经，出现呕血、咯血、晕厥，或女子月经过多、崩漏不止等症。

水液代谢的调节主要由肺、脾、肾及三焦等相互作用共同完成的，与肝密切相关。其中脾主运化水津、肺主宣发肃降、肾主水、三焦主决渎，就好比脾负责从饮食中提取出精华后给肺，肺像喷洒车一样将水津布散周身，肾则负责将垃圾运出体外，三焦则给出了通道。气机调畅，才能充分发挥脾肺肾三焦的生理功能，从而保证津液的正常代谢。气能行津，气行则津布，因此肝的疏泄作用能促进津液的输布代谢，使之无聚湿成水生痰化饮之患。若肝疏泄功能失常，气机郁结，会导致津液的代谢障碍，形成水湿痰饮等病理产物，出现水肿、痰核等病证。

### ◎ 促进脾胃的运化功能和胆汁的分泌排泄

我们一定都有这样的经验，在生气或心情不好时会感到没有食欲，也就是"没胃口"，这是为什么呢？这是因为肝对我们的消化功能有一定的作用。也许你们要问了，吃饭不是脾胃的事吗？怎么又和肝有关呢？中医讲究气的运动方向。脾气的运动方向是向上，因为我们的司令部——心、脑都在最上面，而我们要想把汲取的营养运到司令部，必须要脾气的运输，所以脾气的运动方向是向上的。而胃气则是向下的，这是因为食物从入口到形成粪便排出体外整个方向是向下的。虽然脾气和胃气的运动方向相反，但却是相成的。肝调节全身气的运动，"脾气"和"胃气"的运动同样要靠肝这个指挥官的指导。换句话说，肝主疏泄功能正常发挥，脾胃才可以正常工作。其实，当脾胃功能正常的时候，是看不出肝在其中的重要作用的。但是一旦肝这个领导者失职了，那么带来的负面效果立即现显，整个消化系统的异常反应会非常明显。临床上除表现为肝气郁结症状之外，既可出现胃气不降的嗳气、恶心、食欲差、脘腹胀满等肝胃不和症状，又可出现脾气不升的腹胀、便溏等肝脾不调的症状。

另一方面，食物的消化吸收还要借助于胆汁的分泌和排泄，我们都知道肝脏分泌胆汁，帮助消化脂肪。胆附于肝，内藏胆汁。中医认为"胆汁乃肝之余气所化"，经胆道排泄至小肠内，以助油质类食物的消化吸收，最重要的是其分泌受肝疏泄功能的影响。肝的疏泄功能正常，胆汁才能够正常地分泌与排泄，饮食消化吸收才能正常。如果肝气郁结，气机失调，则会影响胆汁的分泌和排泄，可导致脾胃的消化吸收障碍，出现胁痛、口苦，甚至黄疸等。通过以上的解释，我们就知道了生气或者心情不好，肝气就会郁结，不能促进脾胃的消化吸收和胆汁的排泄，所以就"没胃口"了。所以我们就可以理解了，生气时吃不下饭不是赌气，而是真的没有食欲了。

### ◎ 调畅情志，防治抑郁

临床经常会遇到这样的患者，总是闷闷不乐、多愁善感，或者经常怀疑这怀疑那、爱叹气、喜欢哭，也就是我们所说的抑郁症；还有高血压的人每次发脾气都会感到头晕、头痛。而大多有经验的医生都会从肝论治，用诸如柴胡疏肝散之类的疏肝理气的药物，每次都会取到很好的效果，这就是因为吃了这些药之后，肝这个领导者气顺了，那么全身的气也会正常运动，人的心情也就好了，病自然也就好了。我们这里说的情志活动，指人的感情、情绪的变化，是精神活动的一部分。很多人会质疑：我心情好不好是心的问题，和肝脏哪来的关系？古人有"肝主谋虑"之说，心是一个国家的君主，肝就是为其出谋划策和冲锋陷阵的将军，即肝具有辅助心神进行思维和情感等精神活动的作用。若肝的疏泄功能正常，气机调畅，气血调和，则人的心情就会舒畅；若肝的疏泄功能不及，则易肝气郁结，心情抑郁不乐，多忧善疑，胸闷，善太息等，类似现在的抑郁症；若肝气郁而化火，则肝气上逆，肝阳上亢，常急躁易怒，易于激动，类似于甲亢、高血压等一类疾病的表现。中医在养生中有一句古话："恬淡虚无，真气从之。"就是说当自己的心情处在一种非常平静的状态的时候，你的气血就会正常的运行。这种正常的气血运行是维持生命活动的重要功能。反之，你的情绪出现变化时，气血的运行就会紊乱，你就会生病。

## ◎ 疏泄男子精液与女子月经

令大家意想不到吧！肝脏和男女生殖也有莫大的关系。这其中包括男子的排精及女子的排卵与月经来潮等生理现象。大家公认的是"肾主生殖"。其实男子排精、女子排卵是肾主藏精和肝主疏泄二脏协同作用的结果。无论是精子的排泄还是卵子的排放都需要肝气的疏泄作用。肝的疏泄功能正常，则精液、卵子排泄通畅有度；肝失疏泄，则排精、排卵不畅或紊乱。而这些问题也是导致现在越来越多的不孕不育的部分因素。

气机调畅又是女子经血排泄能否通畅有度的重要条件之一，肝疏泄功能正常，则月经周期正常，经行通畅；若肝疏泄功能不及，则月经周期紊乱，经行不畅，痛经。有人说：惟女子与小人难养也。很多女人爱生气，尤其是在月经的前后。为什么呢？女人以血为主，以肝为先天，当月经来的时候，血大部分向下走，而气浮于上，气血就不平衡，气有余便化火，就爱发脾气了。所以女子在这个时候应该注意调理自己的情绪，既不要过怒，也不要郁闷，这些都不符合我们正常的生理状态，时间久了，就会生病，例如月经不调。中医治疗此类病证时，常以疏肝为第一要法。

## 4.肝主藏血——血液的调度

古人云：肝为血海，血作为人最基本的生命物质，储存在肝脏中。正常情况下，人的血液大部分是运行不息的，人在不同状态下血液的分配情况是不同的。当你思考时，大部分的血液分配在大脑；当你吃饭时，大部分血液分配在脾胃；当你运动时，大部分的血液分配在四肢；而休息的时候，大部分的血液会回归到肝脏，而这个血液流量的变化也是由肝脏完成的。

肝脏实在很可怜，像老黄牛一样无怨无悔地替人做工，却天天受到伤害。也许你会说，我平时没有做什么对不起肝的事情，每天吃护肝的食物，每天都在做运动……的确，您做的这些都可以养肝，但是有一个伤肝的行为您没注意到——那就是为了学习、工作，经常熬夜加班，这是现代人的通病。这样做很不好，为什么呢？因为人只有休息时，肝脏才会藏有足够的血，这样才会养好肝。"卧则血归于肝"，熬夜加班不但不能养肝，还消耗营养、破坏人的好心情。当人休息或情绪稳定时，全身活动量小，外周需血量就减少，于是大量血液储藏于肝；当劳动或情绪激动时，人体各部需血量就增加，肝就将所藏的血液向外周输布，供应机体活动需要。"人动血运于诸经，人静血归于肝"，说的就是这个道理。如果我们在半夜1点到3点的丑时还不休息的话，血液就要继续不停地"运于诸经"，无法归于肝并进而养肝，这就好像银行的存款，如果你一直不存，却天天支出，早晚有一天会变成空头。我们的肝脏就是人体的血液银行，需要随时存入，如果天天透支，还要处理一大堆的垃圾（因为所有的污染物质到了人体内，第一个要应付它的就是肝脏），那么我们的肝脏在超负荷运转下难免会有闪失。所以要强调的是，丑时一定要睡觉，而且必须要"在这段时间内睡着"。你一定要想办法尽量在子时前就寝，此时肝胆都需要养护，如果你这段时间没睡好，第二天你肯定会顶个黑眼圈，因为肝脏没有休息好，不能很好地担负自己的责任（排出身体内的毒素）。另外，如果你在前一天晚上睡眠不好，就一定要在第二天找时间适当休息一会儿，这样才有助于强化肝脏。

实际上肝脏贮藏一定量的血液，对肝脏本身和全身均有重要的生理作用。一方面肝必须贮藏一定的血液濡养自身，以收摄住肝脏的阳气，防其"造反"，从而维持肝的阴阳平衡，使肝的疏泄功能正常。另一方面就全身而言，肝的藏血功能既可以防止出血，又可以调节人体各部分血量的分配，特别是对外周血量起着主要的调节作用。防止出血的作用是指肝藏血有助于血液在脉中正常运行，防止其溢于脉外而发生出血。这一作用属血液正常循行的固摄力。调节血量是指肝藏血能根据机体各部分组织器官活动量变化而调节循环血量，保证正常生理活动的需要。

此外，古人有"女子以肝为先天"之说，大家肯定又要问了，肾为先天，为什么"女子以肝为先天"呢？我们都知道缺什么补什么，"肝藏血"，女子最重要的就是血，最典型的就是月经，而妊娠、分娩也无不涉及于血。女子在每个月的那几天总会心情不好、烦躁不安，为什么呢？肝血失的太多，不能使肝的阴阳趋于平衡，肝阳过于亢盛，所以发脾气、烦躁，这都是情有可原的。

前面我们说血液像银行的存款，那么肝脏可以说是个大银行了，如果一个国家银行里没有钱或者钱少的话，我们不难想象会发生什么混乱的局面！同样肝脏存的血少了，那么人体也会出现相应的病变，可引起血虚，从而出现机体各部分特别是外周因得不到充足的血液供应而导致各种功能减退的病变。若肝体失于血养，失其柔和之性，阴不制阳则肝阳上亢，可见急躁易怒、眩晕耳鸣等证；如目失血养，则两目干涩昏花，或夜盲；筋失所养则筋脉拘急，肢体麻木，四肢屈伸不利；妇女冲任血亏不充，则可见月经量少，甚至经闭，不孕等证。

另外，肝藏血功能失职，还易导致各种出血。其原因大致有二：一是肝气虚弱，收摄无力；二是肝火旺盛，灼伤脉络，迫血妄行。临床上均可出现吐、衄、咯血，或月经过多、崩漏等出血征象。

## 5. 肝喜条达而恶抑郁

前面我们已经提到肝属木而应春令，可以想一下，春天时不管什么树木都是欣欣向荣、充满生机的，向外向上生长，都是随着自己的意愿生长，不会受到其他环境的影响，肝像树木枝条一样柔和、舒展、畅达，所以说肝性喜条达。肝气宜保持柔和舒畅的特性，才能维持正常的生理功能。肝气冲和条达，则血脉也通畅。若肝之阴血不足或肝失疏泄均会导致肝失其柔和条达之性而致肝郁。若肝郁不和，易郁而化火，产生气逆、生风、动血诸证，故治疗气郁多以辛散为法。

## 6. 肝主升发

肝在五行属木，在季节为春，肝就像春天的树木一样，具有充满生机、升发生长的特性。万物都会在这样自由的气氛中茁壮成长。

人体气机的升降出入运动具体体现在脏腑经络的各种功能活动中，其中肝脏对气机的影响主要表现为升发、疏通的作用。肝的升发作用正常，则疏泄、调畅气机、促进消化、调畅情志、调节血量等功能也正常。若肝的升发太过，则易化火、上逆、亢动、生风而导致肝火上炎、肝阳上亢、肝风内动等病理变化，就像将军发怒了一样，临床往往可见急躁易怒、头痛目赤、眩晕震颤等表现。这些都说明肝脏具有刚强躁急的特性，故前人有"肝主升、主动、为刚脏"之说，临床治疗常从柔润和缓或清降潜镇立法以敛其升发之性。

## 7. 在体合筋——足得血而健步

筋，即筋膜，包括肌腱和韧带，附着于骨而聚于关节，是连接关节、肌肉，主管关节运动的组织。电脑、电视、汽车让人久坐不动，令许多人关节肌腱韧带僵硬，失去柔韧灵活性，使肝疏泄条达不畅。所以，我们经常会觉得，越是坐着，越是不运动，人就会越是郁闷、迟钝。那么筋与肝有什么关系呢？

筋的活动依赖于肝血的濡养，肝血充足，筋得其养，才能运动灵活而有力。肝血充足则筋力强健，能耐受疲劳，故称肝为"罢极之本"，即肝是耐受疲劳的根本。肝脏之气失和，肝血亏虚不能濡养筋脉，则筋力衰疲、懈怠，不耐疲劳，肢体麻木，屈伸不利，手足拘挛。《素问·上古天真论》说"七八肝气衰，筋不能动"，指出男人 56 岁左右，其肝脏之气虚衰，筋失充养，肢节活动受限。肝血不足，血不养筋，还可出现手足震颤、抽搐，甚则角弓反张等表现，临床上统称为"肝风"，前者叫"血虚生风"，后者叫"热极生风"，大多从肝论治。

## 8. 其华在爪——掌得血而能握，指得血而能摄

华，指表现于外的色泽。爪，即爪甲，包括指甲和趾甲。人类五脏的变化，会相应地反映到指甲上来。爪甲是筋骨的延续并且裸露在外，有"爪为筋之源"之说，即爪甲也靠肝血的濡养。故说肝的表现在爪，通过爪甲的荣枯变化可以了解肝脏功能的盛衰。肝血充足，爪甲得到血的濡养，则爪甲坚韧，红润光泽；若肝血不足，则爪甲萎软而薄，色白干枯，甚则变形、脆裂。因"肝藏血"，血液到手上，手才能握起拳，即"掌得血而能握"；血液到指尖，才能完成一些精细的动作，即"指得血而能摄"。

临床上观察爪甲色泽形态的变化，对于推断肝的生理、病理有一定的参考价值。如果指甲出现横向白色条纹表示可能有肝病；指甲下大部分皮肤呈白色，指尖部正常的粉红色区域减少而呈带状，这种指甲可能表明有肝硬化；如果指甲白得像毛玻璃一样，则是肝硬化的特征；指甲远端为红褐色，甲板近端为玻璃白色，界限分明，常见于肝硬化氮质血症。

## 9. 在志为怒——大动"肝"戈，既伤己又伤人

人们常说，养生首先要保持"心情舒畅"，这句话非常重要。你想，我们在任何情况下，甚至走在马路上，都可能会有不愉快的事情发生，你不碰他，他碰你。如果你总纠结在其中，永远也不会享受到生活的乐趣。《素问·上古天真论》中说："各从其欲，皆得所愿，故美其食，任其服，乐其俗，高下不相慕。"说的是知足者常乐。心情舒畅，不为七情所伤是养生的

重要因素。那么中医所说的七情指的是什么呢？七情指"喜、怒、忧、思、悲、恐、惊"七种情志变化，是人体对外界事物的反应。如果这些情志长期或过度的兴奋或抑制，就会损害人体而发生疾病，称"七情内伤"。大家一定都听过范进中举的故事吧，由于过度的高兴最终疯了。生活中，你经常会遇到这些事儿，过喜了，过哀了，过悲了，这全不成，不能让这些不良情绪所伤。遇见你喜欢的事，高兴高兴就得了，没事欢喜个没完可不行；遇见悲哀的事，你哭个没完也不行。为了不让七情所伤，切忌大喜大悲。

根据中医五行学说的说法，肝与怒的情绪反应最密切，"暴怒伤肝，怒则气上"。怒是人们在情绪激动时一种本能的情志活动，对于机体来说是一种不良的刺激，可使人体气血上逆，阳气升泄。事实上，脾气急躁的人往往都是肝火旺，因此一个人发脾气时，你不要和他计较，为什么呢？因为他的肝气过旺而化为火气，他是克制不住的。易怒的人常会拍着桌子叫，他一定要把这股气发出来，心里才会好受，否则憋在心里会憋出病来的。等到这个气散了，自然而然也就心平气和了。三国时的周瑜大怒之下剑伤迸裂，倒地而亡，就是"大怒伤肝"的典型病例。用宽容的态度对待别人和自己，生活中保持心态平和对健康是非常重要的。"怒则气上"，气上亦称气逆，包括气机上逆和横逆两个方面。由于肝主疏泄，主阳气升发，调节人体的气机和血液的运行。当人受到不良精神刺激发怒时，就可导致肝的气机逆乱，阳气升发太过，此为上逆。血随气逆，可见面红目赤、胸中气满、呼吸急促，或见呕血，甚至突然昏倒不省人事，称为"气厥"。反之，肝的阳气亢盛或阴血不足，阳气升发太过，则稍有刺激，即易发怒。横逆，指因怒而使肝气横逆，影响脾胃，可见腹胀、泄泻或恶心、吞酸、呕吐等症。在治疗上，平肝为治怒之大法。

## 10. 在液为泪

眼泪是一种弱酸性的透明的无色液体，俄罗斯家庭心理医生纳杰日达·舒尔曼说，眼泪，证实是缓解精神负担最有效的"良方"。常言道，喜怒哀乐，人之常情。即便是一个性格刚强的人，也难免会有痛哭流涕或者潸然泪下的时候。而且，人们不仅悲哀时会流泪，高兴时、激动时也会流泪。要探究流泪的具体原因，或者是"英雄有泪不轻弹"，或者是"花前泪下，月下伤情"，人与人之间的差异是极大的。

肝开窍于目，泪从目出，泪为肝之液。泪有濡润、保护眼睛的功能。在正常情况下，泪液的分泌是濡润而不外溢，但在异物侵入目中时，泪液即可大量分泌，起到清洁眼目和排除异物的作用。在病理情况下，则可见泪液分泌异常。如肝血不足，可出现两目干涩，实质是泪液分泌不足；如果一个人发怒了或者上火了，肝火就会旺，就会两目红赤。

## 11. 与春气相通应——春天得意也容易生病

五脏与自然界四时阴阳相通应，肝主春。肝与春气相通应，是因为春季为一年之始，阳气始生，自然界生机勃发，一派欣欣向荣之景象。春季，自然界转暖而风气偏胜，人体的肝气也会旺盛，肝气升发太过就容易生病，这就是春季里许多人易发怒、头晕、腹泻的原因了。春天本来肝气就旺盛，如果你平时就是一个容易动怒发脾气的人，那么在春季你更会因一些小事大动干戈，甚至让人认为你不可理喻。如果你平时就脾胃虚弱，时常不爱吃饭、腹泻，那么在春季更会发生这样的情况了，这就是肝木太过则克脾土，抑制了脾胃的功能的缘故。所以说，春季我们要学会控制好我们的脾气，对己对人都好。

人们常说，"一天之计在于晨，一年之计在于春"，养生要从春天开始。古代养生家认为，春季养生在精神、饮食、起居诸方面都必须顺应春天阳气的升发和肝气的疏泄。如要保持情志舒畅，就不能因为一些鸡毛蒜皮的小事就大动肝火或者郁闷不已。可以踏青登山，陶冶情操，呼吸户外的新鲜空气；早睡早起，做一些适当的晨练，例如打打太极拳、跑跑步，以助阳气之升发。春季养生要吃一些柔肝的食品，都有些什么呢？大家都知道鸡是大补之品，但鸡肉易助长肝火，春天还是少吃为妙。可以多食一些益肝和中的荠菜、对五脏都有好处的菠菜、养阴柔肝的银耳，还有多喝些我们都熟悉的菊花茶。

## 12. 在窍为目——五轮学说，一眼将您看穿

目为视觉器官，具有视物功能，故又称"精明"。肝与目有密切联系，一是因为肝与目有经络直接连属，足厥阴肝经上连目系；二是目之所以具有视物功能，是其依赖于肝血之滋养和肝气之疏泄，肝所藏的精血由经脉上注于目，使其发挥视觉作用。肝气调和，肝血充足，肝藏血功能正常，目才能正常发挥其视物辨色的功能。若肝血不足，两目失于血的濡养，则会导致两目干涩、视物不清、夜盲、目眩、目眶疼痛等症；肝火上炎则两目红肿热痛；肝风内动则目睛上吊、两目斜视；因情志不畅，肝气郁结，久而火动痰生，蒙阻清窍，可致两目昏蒙、视物不清。由于肝与目在生理病理上关系密切，因此临床上目疾多从肝论治。

常言道，眼睛是心灵的窗口，通过看眼睛可以看出你心里想什么，眼睛也可以反映你的身体状况。中医学认为，五脏六腑之精气皆上注于目，分别滋养目的各个组织。《灵枢·大惑》上记载："夫精明，五色者，气之华也。"认为眼睛和人体精气的盛衰有着密切的关系。中医又认为"五脏六腑之精气，皆上注于目，而为之精，精之窠为眼"，也说明了眼的功能与全身脏腑经络的关系。中医还生动地比喻：天之精气宿于星月，人之精气在于两目。这朴素的"天人合一"思想，也反映了眼睛在人体中的重要地位。

后世医家在此基础上创立了中医眼科的重要基础理论——"五轮"学说。"眼通五脏，气贯五轮"（《济生方·目》），之所以谓之为"轮"，是取其形圆如车轮，能灵活运动之意。眼部对应的五脏部位是：内眦及外眦的血络属"心"，称为"血轮"，因为心主血，血之精为络；黑珠（角膜、虹膜）属

肝，称为"风轮"，因肝属风主筋，筋之精为黑睛；瞳仁（瞳孔、晶状体、玻璃体、视网膜）属水，称为"水轮"，因为肾属水，主骨生髓，骨之精为瞳仁；白睛（球结膜、巩膜）属肺，称为"气轮"，因为肺主气，气之精为白睛；眼胞（眼睑）属脾，称为"肉轮"，因为脾主肌肉，肌肉之精为约束（眼睑）。

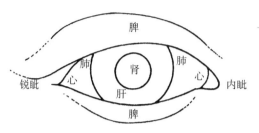

中医认为"轮属标，脏属本，轮之有病，多由脏失调所致"，也就是说脏腑的病变能相应地在眼部反映出来。如心火旺，就会反映在两眼眦赤色，晨起眼睑水肿我们都会想到肾的病变。

## 13. 肝的经络分布

大家一定很奇怪为什么肝有病时，会出现巅顶、乳房、两胁、少腹等部位疼痛？这就是中医经络学说的神奇之处了。经络是运行全身气血，连接五脏六腑和四肢百骸的网线和桥梁，也是我们通过体表来医治内脏的长臂触手。可以想象如果其中一部分损坏了，那么其他部分就会有相应的反应。经络对很多人来说是很神秘的，因为解剖学上找不着，而它又有实在的治病功效。但是古人是怎么发现经络的呢？古人凭自己的感觉发现经络，有些人特别敏感，可以感觉到自己经络的情况。经络是人体的信息传导网，它能够接受和输出各种信息。

### ◉ 足厥阴肝经

肝厥阴之经，起于足大趾，沿下肢内侧中线上行，环绕过生殖器，入体腔，联系于胃、肝、胆、膈、胁肋，经咽喉上联目系，上行出于额部，与督脉交会于巅顶。目系的分支走向面颊的深层，下行环绕在口唇的里边。肝的分支穿过横膈，向上注入肺，交于手太阴肺经。

肝属木，可称之为人体的将军。将军率领着抵御外敌的军队，肩负排除体内、体外毒素的任务，是一个专司解毒的脏器。肝经发生异常时，身体即会呈现各种不适的症状，如：脸色不佳、喉干、恶心、下痢、阴部痛、腰痛、脚的第三趾痛、急躁、缺乏决断力。当肝脏有病时，肝脏症状和其经脉循行部位的症状常相兼出现，如肝病常见精神抑郁或急躁易怒等肝失疏泄的症状，又可见眩晕，目赤，巅顶、乳房、胸胁、少腹疼痛等肝经所属部位经气不利的症状。临床头部疼痛、眼部疾病多从肝经论治。平时容易出现上火、发怒、眼红等表现的人，敲敲肝经，可明显地改善状况。

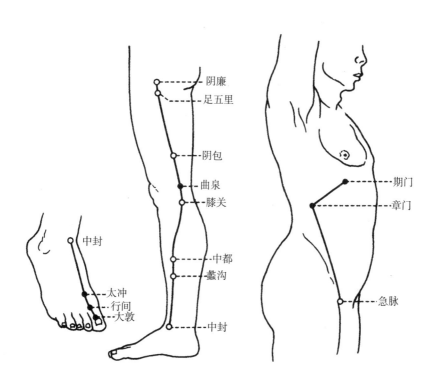

## ◉ 足少阳胆经

足少阳胆经起于目外眦，向上达额角，向后行至耳后，经颈、肩部后下入锁骨上窝。耳部的分支从耳后进入耳中，经过耳前到达目外眦后方；外眦部的分支，从外眦部下行至面动脉搏动处，再向上到颧骨部，下行经颊车

（咀嚼时肌肉隆起时出现的凹陷处）、颈部向下与前脉合于锁骨上窝；从锁骨上窝发出内行支进入胸中，通过横膈，联系肝胆，经胁肋内，下达腹股沟动脉部，再经过外阴毛际，横行入髋关节部；从缺盆部发出的外行支，下经腋、侧胸、右胁部与前脉会合于髋关节部，再向下沿着大腿外侧下行至外踝前，止于第四趾外侧；足背的分支止于足大趾。

胆经与肝经相表里，病理上相互影响。如胆经有病时可见胁痛、爱叹气等肝经之候；而肝经病变时，不仅可见胆经的症状，更可见呕吐、泄泻、遗尿等脾、胃、肺、肾等多经合病的症状。

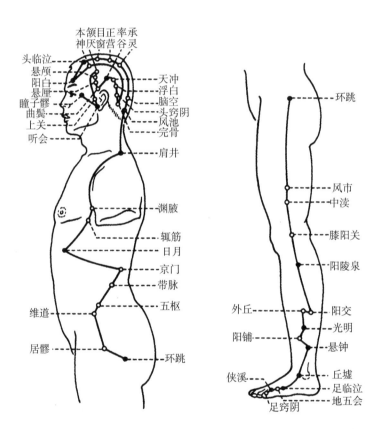

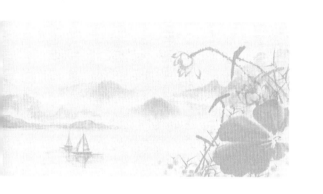

# 第二章

## 五脏和谐，延年益寿

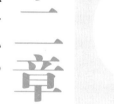

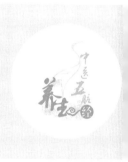

# 一、肝与心的关系
## ——君臣同心，国泰民安

心为君主之官，肝为将军之官，将军要为国王出谋划策和冲锋陷阵，一个国家的繁荣昌盛要靠国王和将军的共同努力，如果二者不和，相互猜忌，国家必然会灭亡。心与肝就是人体的国王和将军，二者之间相互滋生、相互协调、促进助长。倘若二者关系异常，机体就会产生一些病理现象。那么肝与心具体有什么关系呢？

血液运行方面：心主血，心为一身血液运行的枢纽；肝藏血，肝是贮藏血液、调节血量的重要脏器。可以这么说，心是推动血液循环的动力，肝是容纳血液的容器，两者相互配合，共同维持血液的正常运行。心血充足，心气旺盛，则血行正常，肝有所藏；肝藏血充足，疏泄有度，随人体动静的不同进行血量的调节，也有利于心主行血功能的正常运行。如果机器坏了，不能生产血液，那么容器也就无血可藏了，所以临床上"心肝血虚"常常同时出现。心血不足，可影响肝的调节，引起失眠、眩晕等症，肝血不足亦可影响心的功能，出现心悸、怔忡等症。此外，心血瘀阻可累及肝，肝血瘀阻也可累及心，最终导致心肝血瘀。

精神情志方面：心主神志，以主宰精神、意识、思维活动。肝主疏泄，以维护精神情志的调畅。大家一定都看过古代的一些影视剧，在朝堂之上，大臣官员都是看皇上的眼色行事，如果皇上今天心情不好，大臣们都战战兢兢的说话，而肝就好比朝堂之上的将军，协调一下君主与其他官员的关系。如果国家发生了大事，如天灾、战乱，皇上忧心忡忡，将军也会绞尽脑汁帮皇上想办法；如果有举国同庆的好事，皇上高兴，将军也会高兴。故病理上心神不安与肝气郁结常并存，出现精神恍惚、情绪抑郁等症；心火亢盛与肝火偏旺亦同时出现，出现心烦失眠、急躁易怒等症。

由于肝与心的关系，临床见到失眠患者时，可从肝论治。在当今这个竞争激烈的社会，人们压力很大，晚上经常失眠，做噩梦。中医学认为，这是由肝血不足，血不养心，虚热扰心，心神不宁所致。临床多用酸枣仁汤治疗，方中重用酸枣仁，以其性味甘平，入心肝二经，养血补肝，宁心安神。方中还用茯苓宁心安神，知母滋阴清热，二药与枣仁相配，共奏安神除烦之效。川芎调畅气机，疏达肝气，与枣仁配伍，酸收辛散，相反相成，具有养血调肝之妙。甘草生用，和中缓急，调和诸药。全方以酸收为主，辛散为辅，兼以甘缓，共奏清热、养血、除烦之效。

## 二、肝与脾的关系
### ——磕磕碰碰，大局为重

我们一定都有这样的经历，当你过度紧张，压力较大时，例如某个考试的前后，你会吃不好饭或者频频拉肚子，这是为什么呢？中医认为，肝与脾存在着密切的关系。肝主疏泄，脾主运化；肝主藏血，脾主生血统血。肝与脾的生理关系，主要体现在疏泄与运化的相互依存、藏血与统血的相互协调关系上。

消化功能方面：肝主疏泄，调畅气机，疏利胆汁，促进脾胃对饮食的运化功能，并有助于中焦脾胃气机升降协调。自然界中肥沃的土地可提供足够的营养使树木赖以生存，而树木的生长不断地吸收着土地的营养，使土壤可以加速营养物质的更替，吸取新鲜的物质，使树木更能茂盛的生长。肝属木，脾属土，这种循环同样存在于肝脾的关系之中。脾运化水谷，必须通过肝的疏泄。脾气健旺，运化正常，水谷精微充足化为精血不断地输送和滋养于肝。肝体得以濡养而有利于疏泄，不至于土衰木萎。病理上肝脾病变亦相互影响。若肝失疏泄，气机郁滞，易致脾失健运，形成精神抑郁，胸闷太息，纳呆腹胀，肠鸣泄泻等肝脾不调之候，这就是为什么情绪紧张时，会吃不下饭或拉肚子的原因了。

血液运行方面：肝藏血，脾生产加工血。脾胃通过消化吸收吃进的食物为化生血液提供了物质基础，脾气健旺，才能有足够的精微物质化生血液，使肝有所藏。肝血充足，血量正常调节，才能使所化生的血液输送到全身各部。如果脾虚不健，对血的生产加工失去作用，肝所藏之血也就会不足，全身各部也不会得到充足血液的濡养，就可能会出现贫血、血压低、头晕、面色白等症状。

张仲景提出"治肝先治脾"的观点，这个观点在临床上仍适用，这是为什么呢？肝属木、脾属土，肝木克脾土，肝对脾发挥着调节、制约的作用。我们知道，脾主运化水谷，化生精微气血，为人体各个脏腑组织器官提供营养物质，就像土壤一样滋养着万物。但脾属阴，其性呆滞，滞则易郁，必需依赖肝的活泼、升散疏泄之性，才能正常发挥作用。如果肝患了疾病，就不能正常发挥对脾的调节作用了。如果肝病患者常常生闷气或者发脾气是为什么呢？肝过度制约脾的功能，或对脾不能正常行使升散疏泄的作用，这样就会伤害到脾，导致脾病，这就是所说的"知肝传脾"。因为脾病，不能正常运化所食之物，不能将它化生为营养物质，我们就经常看到患有肝病的患者会面黄肌瘦、食欲不好、没有力气。时间久了，脾不能正常提供精微物质，气血生化之源匮乏，就会出现贫血，面色萎黄。更有甚者，脾不能正常运化体内的水湿，水湿内停，积留在腹，就可以见到肝病的患者大腹便便，腹水鼓胀。这些都是肝对脾的克伐太过造成的。所以，根据中医"治未病"的理论思想，提出"见肝之病，知肝传脾，当先实脾"的见解是有依据的。因而对于肝病患者，在患病初期就要特别重视健脾、护脾工作。

## 三、肝与肺的关系
### ——升升降降，互帮互助

大家一定都看过《红楼梦》吧，黛玉每至春分时节屡发咳嗽、咯血之疾，这是为什么呢？我们就从肝与肺在生理和病理上的关系来分析吧。肺居膈上，其位最高，为五脏六腑之华盖，其气以清肃下降为顺；肝位居下，主

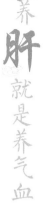

疏泄，调畅气机，助脾气升清，贮藏血液，调节血量，疏泄于心脉，其经脉由下而上，贯膈注于肺，其气升发而上。肺气充足，肃降正常，有利于肝气的升发；肝气疏泄，升发条达，有利于肺气的肃降。

肝肺的气机升降，实际上也是气血的升降。肝藏血，调节全身之血；肺主气，治理调节一身之气。肺调节全身之气的功能需要得到血的濡养，肝向全身各处输送血液又需要气的推动。

肝为刚脏，易于横逆侵犯他脏；肺是娇脏，易受他脏的侵袭。若肝气郁结，气郁化火，循经上行，灼肺伤津，影响肺之宣肃，形成"肝火犯肺"之证，出现咳嗽咽干，咳引胁痛，甚或咯血等。《红楼梦》中黛玉每至春分时节屡发咳嗽、咯血之疾，就是黛玉多愁善感，自幼犯有肺痨宿疾之故。时值春天升发之际，加上情怀郁结，造成肝气郁结，横逆犯肺，引起咯血。反之，肺失清肃，燥热下行，灼伤肝肾之阴，使肝失调达，疏泄不利，则在咳嗽同时，还可以出现胸胁引痛、胀满、头晕、头痛、面红目赤等症。如温热病的秋燥，燥热伤肺，肺热阴伤，清肃无权，导致肝失疏泄，则在干咳无痰，咽喉干燥的同时，又伴有胸满胁痛之症；甚者燥热传入下焦，多伤肝肾之阴，易于造成水不涵木，肝阳偏亢或虚风内动。

由于肝与肺生理与病理上的相互影响，临床有"肺肝同治"之说。支气管扩张、肺结核等症见咳痰、咯血者，可用咳血方清肝宁肺，凉血止血。该方由青黛、瓜蒌子、海粉、栀子、诃子组成，以蜜同姜汁为丸，嚼化（口中含服）。青黛、栀子性味苦寒，入肝经，清肝泻火凉血治其本；瓜蒌、海粉清肺化痰治其标，全方无止血之药，主要功用为泻火，火退则血止。

## 四、肝与肾的关系

### ——一荣俱荣，一损俱损

我们都知道将军智勇双全，但是出手时还得三思，要看后备军和敌军怎么样。而肝这个将军的后备军是肾，肾属水，水生木。若肾水后备军还没准备好，就去打仗，那岂不是找输吗？肝与肾之间的关系是非常密切的，有"肝肾同源"或"乙癸同源"之称。在自然界中，水源好的地方，都有茂盛的树木；而树木茂盛的地方，必然也水源丰富。所以说肝与肾的关系是一荣俱荣、一损俱损。两者就是"穿一条裤子的好兄弟"，其中一方遇到困难的时候，另一方都会伸出援助之手。但是，能力不是无穷无尽的，终会有被掏空的一天，二者都变成了"穷光蛋"。这种说法主要表现在精血同源、藏泄互用、阴阳互滋互制等方面。

## 1. 精血同源

肝藏血，肾藏精，精血都是由水谷精微化生的，且能相互资生，故曰"同源互化"。肾精可以化为肝血也需依赖肝血的滋养而保持充足。肾精肝血，一荣俱荣，一损俱损，休戚相关。二者相互滋生，相互转化，精能生血，血能生精，且均来源于脾胃运化的水谷精微，故肝肾同源，亦称"精血同源"。病理上肝血不足与肾精亏损多可相互影响，以致出现头昏目眩、耳聋耳鸣、腰膝酸软等肝肾精血两亏之证。临床治疗肝病时，常多采用滋补肝肾法，滋水柔肝法。

## 2. 藏泄互用

肝主疏泄，肾主封藏，二者之间存在着相互为用、相互制约的关系。肝气疏泄功能正常可使肾气开合有度，肾气闭藏可制约肝气疏泄太过。疏泄与封藏，相反而相成，从而调节女子的月经来潮和男子的排精功能。病理上，若肝肾藏泄失调，女子可见月经周期失常、经量过多或闭经，男子可见遗精、滑泄或阳强不泄等证。

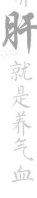

### 3. 阴阳互滋互制

肝属木，肾属水，水生木，树木都是依靠水生长的，由于肾水的滋养，肝木才能正常成长。肝气由肝精肝血所化所养，可分为肝阴与肝阳；肾气由肾精化生，可分为肾阴与肾阳。不仅肝血与肾精之间存在着同源互化的关系，肝肾阴阳之间也存在着相互滋养和相互制约的联系。肾阴充盛则滋养肝阴，肝阴充足亦能滋养肾阴，肝肾之阴相互滋养。阴能制阳，肝肾之阴充盈，不仅能相互滋生，而且能制约肝阳不使其偏亢，从而保持肝肾阴阳的协调平衡。病理上，肝阴不足，累及肾阴；肾阴不足，水不涵木。肝肾阴虚，又易致肝阳偏亢，进而出现肝肾阴虚火旺之证。

### 4. 同居下焦，共寄相火

肝肾同居下焦，内寄相火，相火源于命门。心火为君火，肝肾之火为相火。在生理状态下，君火、相火均为少火，即人身之阳气，蒸腾全身、温煦脏腑，为生命活动之动力。肝肾所寄相火，为肝肾之动力，推动肝与肾完成各自的生理功能。相火之源在命门，何梦瑶曰："肾水为命门之气所蒸化上升，肝先受其益。"但相火内寄于肝肾，发挥其动气之功能全赖肝肾阴血的滋涵。若肝肾阴亏则相火易亢而为"邪火""元气之贼"而出现一系列病变。

我们来说一下生活中常见的一种药物——枸杞子，老百姓都知道它是补肝肾的。《本草纲目》曾记载蓬莱县南丘村民喜食枸杞多长寿，可以看出古人对枸杞子可益寿延年已很关注。现在以宁夏枸杞最著名。枸杞子性味甘平，归肝、肾经。可补肾益精、养肝明目，用于因肝肾阴亏所引起的下肢无力、头晕耳鸣、遗精、不孕、视力减退等症。现代医学研究，枸杞子具有免疫调节作用；可提高血睾酮水平，有壮阳作用；对造血功能有促进作用；还有抗衰老、抗肿瘤、降血脂、保肝及抗脂肪肝、降血糖、降血压的作用。生活中，很多人喜欢用枸杞子泡水、煲汤、煮粥，但实际上，受水温、浸泡时间等因素的影响，只有部分有效成分释放到水中。而且枸杞子多糖是一种蛋白多糖，若用水煮加热提取，会使其变性而导致药效降低。因此，从食用方法上来说，直接嚼吃对营养成分的吸收会更加充分，更有利于发挥其保健效果。但要注意，进食量不宜过多，一般一天不超过 20 克。

## 五、肝与胆的关系
### ——肝胆相照，荣辱与共

临床上很多都是肝病胆病形影相随。这是由于肝与胆在解剖结构和生理功能上都存在着相互依存、协调的关系。一旦肝胆任何一方有病，都可累及对方。前面我们提到肝脏具有解毒功能，肝有病了，他的解毒功能就会下降，如果进入肝的细菌病毒未被消灭，就可能经胆汁"顺流而下"侵入胆囊，成为胆囊感染的重要来源，患有肝病的人，尤其是患有严重肝病的患者胆汁酸分泌减少，这会促使胆固醇和游离胆红素在胆汁中沉淀下来，进而导致胆结石的形成。所以，有肝病的人更容易患上胆结石。另一方面，胆结石、胆道蛔虫或肿瘤，也会使细菌"逆流而上"，引起肝脏乃至全身的感染。可以说肝与胆是一对风雨同舟、患难与共的战友，用"肝胆相照"来形容关系密切、荣辱与共的朋友是再恰当不过了。

肝与胆是一对"荣辱与共"的器官，那么肝与胆到底有什么关系呢？在西医看来，"肝胆相照"首先在解剖学上是完全正确的，胆囊正好位于肝脏右叶的胆囊窝内。从功能上看，胆囊也是肝脏的好帮手，肝脏分泌的胆汁储存在胆囊内，一旦我们开始进食，胆囊就开始收缩，于是胆汁流入肠道，帮助脂肪的消化。

中医学认为胆附于肝叶之间，有经脉互为络属，构成表里关系。肝主疏泄，分泌胆汁；胆主通降，贮藏和排泄胆汁。胆汁来源于肝之余气，之所以能正常排泄，全赖于肝的疏泄功能，肝失疏泄，则影响胆汁的分泌和排泄。反之，胆汁排泄不畅也会影响肝的疏泄。肝胆共同作用促进脾胃的消化吸收，贮藏于胆的胆汁在肝的疏泄作用下，使之排泄，注入肠中，促进食物的消化吸收。如果肝胆的功能失常，胆汁不能正常排泄，就会影响脾胃的功能，而出现厌食、腹胀、腹泻等消化不良的症状。另外，在精神情志方面，肝主谋虑，胆主决断，都与人之勇怯相关。《素问·灵兰秘典论》中说："肝者，将军之官，谋虑出焉。胆者，中正之官，决断出焉。"所谓"中正之官"，在现实生活中，就相当于法制系统，而且是代表正气的法制系统，比如包公这一类人物，他们非常中正（主要强调"中"和"正"两个字）。如果这个正确的、正气的法制系统存在，那么人的决断力就能够生发出来。谋虑，即思维筹划、比较鉴别、分析推理等的思维过程，但潜发未萌，不能付诸实施，只有通过决断，才能对上述思维过程做出行为的决定，决断出于胆。也就是说肝这个将军出谋划策，胆这个"中正之官"看这个计策可不可行，决定是不是实行。肝胆相互配合，遇事才能做出正确的决断。因此，胆气壮实，决断无差，使人行为果敢而正确。胆气虚馁，则虽善谋虑，而不能决断，事终难成。

　　肝胆相照，在治病时如此，在预防疾病时也是如此。近年来，城市居民生活水平提高了，疾病谱也有了不小的改变，缺乏运动、大鱼大肉、工作生活压力大，使得脂肪肝、胆结石的发病率节节升高。事实上，这两种疾病的预防之道不尽相同，但也有不少相通之处。例如，保持心情的舒畅，则肝气条达，胆汁输送才能通畅；平时多注意饮食，限制烟酒，减少过多的脂肪和胆固醇的摄入，切忌暴饮暴食等。

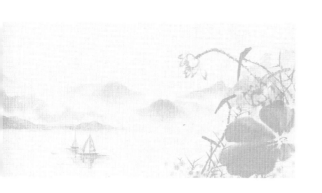

# 第三章

## 肝病察颜观色早发现

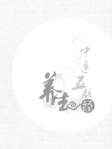

# 一、指甲干脆易折

## ——缺少肝"油"的润滑

"啊！我的指甲！又折了！"总能听见爱美爱留长指甲的女生这样喊到。由于双手会经常做一些比较精细的工作，所以需要格外保护好指甲。但其作为人体一个比较微小的组成部分，却很少受到关注。花十秒钟时间低头仔细观察一下您的指甲，在阳光的照射下，它是否有光泽？它是否呈现可爱的粉红色？是否有白点？是否有凹陷？是否有纵向的楞？是否厚度过薄？是否有好看的半月痕？平时是否指甲总折？吓您一大跳吧！小小指甲，学问可大呢！健康的指甲是红润、坚韧、平滑、有光泽、呈现弧形的，指甲根部的半月板呈乳白色，且体积应占整个指甲的五分之一。

有的人要问我指甲泛白、没有光泽、干脆易折，指甲不好归什么管啊？请您耐心往下看。

中医认为"肝主藏血，其华在爪"。这里的"爪"就包括指甲，意思就是说指甲要想健康，必须要有精血的滋润，而这里的精血是来自肝脏的。所以说肝血的丰富与否直接影响到指甲的质量。很多肝病患者的指甲都会或多或少的有些问题。因为肝脏病了，不能再分配足够的血液去滋润指甲了，指甲就会出现问题。这会儿您明白了吧！指甲归肝管的！标题中是把肝血比喻为"油"，有了"油"的滋润，自然指甲就会光滑有韧性。

如果您的指甲颜色泛白且干脆易折，则是肝血不足的典型表现，另外也要去做个血常规检查，看看是否贫血；如果颜色泛紫，则是肝血瘀阻的表现，要去做个血气分析；如果藏有小的白点，可能是有寄生虫；如果指甲变灰，是患了甲癣——初期甲旁发痒，继则指甲变形，失去光

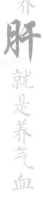

泽而呈现灰白色；如果指甲出现纵纹，多是肝病的先兆；如果指甲泛白如毛玻璃，多是肝病晚期；还有些指甲出现凹凸不平；有的则是指甲泛白而无光。

这里，我要给经常美甲的女士一些提醒：美甲确实挺漂亮，但是其中可谓暗藏杀机。比如为了美观，需要锉刀把指甲的角质层磨薄，然后把特殊胶水涂在上面，最后沾上假指甲。角质层能够保护指甲不受病原体感染，现在将其磨薄又涂胶，就好像去除了指甲的保护伞又不让它呼吸一样。而且有些不正规的美甲店不具备基本的消毒条件，对美甲工具不能进行严格消毒，一套美甲工具往往反复使用，这就很容易造成细菌、病毒感染而引起灰指甲、甲沟炎等疾病。另外，指甲油也含有大量化学物质，即使是稍好些的指甲油，长期被人体吸收，会引起各种各样的可怕疾病。所以，尽量减少美甲的次数，多让指甲自由的"呼吸"新鲜空气吧！

## 二、睡眠不好
### ——水少火在烧

在临床诊病的过程中，大概90％的肝硬化患者，有一大共同的特点：睡眠不好。轻者睡眠不实，重者彻夜睡不着觉。

很多人睡不着觉都会想着去神经内科看病，会有谁想到和肝有关系呢？但从中医角度来讲，睡眠质量和肝有着莫大的联系。

中医认为"五脏藏五志"。正所谓"肝藏魂"，就是指肝脏管着魂魄。究竟怎么管呢？中医认为肝藏血，即白天的时候，肝脏就让血液流到四肢百骸当中去，人才可以运动胳膊运动腿，还可以思考问题；而到了晚上了，所有的血液就要全部流回到肝脏，去养肝脏所藏的魂魄，而晚上我们正常要做的是什么呢？对了，是睡觉。也就是说只有肝脏里有充足的血，才可以收摄住人的魂魄，人才可以睡得安稳、踏实，睡眠质量也高！

举例子讲，很多人都会有梦游、梦呓的习惯。与其说是一种习惯，更应该称为是一种疾病。因为这里有点魂魄不受人控制的意思，而做这些事情的时候，本人并无清醒的意识。就是说肝里的血没有履行好职责，让人的魂魄在外面游荡，甚至有人讲：梦游的时候，千万不能把人叫醒，否则会出精神问题。这也更加说明了肝藏血和肝藏魂魄有很大的关系。说的有些吓人，但大概就是这个意思。

这下，您可明白肝血和睡眠质量的关系了吧。许多肝硬化患者，因肝血不足、亏虚，所以在晚上无法安养自己的魂魄，以至于睡眠出现了问题。中医认为：血属阴，气属阳。而水代表阴；火代表阳。所以阴血不足，即水亏；阳，即火，是相对亢盛的。就相当于一壶沸水，越烧里面的水会越来越少。所以肝血不足，肝阳亢盛会导致阴血越来越受煎熬，而睡眠质量也就可想而知了！

# 三、心灵的窗户起了雾
## ——肝血足则目明

很多中老年患者都抱怨：一上岁数，看啥都模糊，眼前像起了一层雾。其实，这属于一种病理现象。其原因则在于中老年人的肝血不足。

那么肝和眼睛又有什么关系呢？这要从"五轮学说"说起。

中医"五轮学说"即瞳仁属肾，称为水轮；黑睛属肝，称为风轮；两眦血络属心，称为血轮；白睛属肺，称为气轮；眼睑属脾，称为肉轮。

通过观察五轮的形色变化，可以诊察相应脏腑的病变。

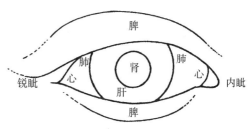

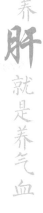
五脏六腑的精华都上聚于眼睛，所以心灵的窗户才能看清楚东西。不知道大家有没有注意过小孩子的眼睛：总是明亮清澈，黑白分明。原因就在于小孩子五脏六腑精气充盛而共同上承于目，故视物分明。

　　肝肾两脏对于眼睛具有十分特殊的意义。因为眼睛必须要有肝血的濡养，才能发挥其生理功能。而肾精和肝血是可以互相转化，所以各种原因导致的肝血不足或者肾精亏虚，表现在眼睛上，就会视物不清。比如年轻人虽然精气充足，但是如果用眼过度，比如长时间看电脑、看书等都会暗耗肝血，久而久之同样会出现视物模糊的症状。而中老年由于脏腑精气日衰，肾精无以化生肝血来濡养眼睛，所以老年性眼花的发生就很正常了。对于中老年来讲，眼花好像是个必然的结果；但对于青少年来讲，小小年纪就戴上了眼镜，就值得深思和注意了。所以在此奉劝那些不注意爱护眼睛的青少年朋友，眼睛只有一双，一旦出现问题，将是一辈子的事情，很难恢复。因而要好好保护眼睛。保护措施包括：积极做眼保健操；注意用眼卫生；多吃养肝护眼的食物（如：羊肝、猪肝、枸杞等）。

　　不要让你心灵的窗户起了雾！

## 四、口唇青紫
### ——血瘀的危机

　　请用 5 秒钟时间照一下镜子，看看自己嘴唇的颜色是否正常。有很多老年人的口唇颜色都是有些发紫发暗的，随着年龄的增长，有些老年人已经不太在乎这些了。但是，根据大量的临床经验来看，这里面潜伏着危机。

　　中医认为，体内有瘀血时，比较典型的标志就是皮肤的紫黯。无论任何部位出现紫黯都是有临床意义的。中医的瘀血是指体内血液停滞而形成的产物，是病理性的。其中包括离经之血和血流不畅而阻滞于经络或脏腑组织内的瘀血。比如，最明显的例子就是：如果跌倒了，和地面接触的部位就会出现瘀青，而这个瘀青就是瘀血的标志，而且是离经之血。同理，其他任何脏腑出现血瘀，大部分都会在外表有所体现。请大家记住一点：若身体任何地方如果出现异常的颜色深黯，就要考虑有可能是瘀血作祟了。

另一方面，口唇黏膜下的血管是非常表浅的，所以嘴唇的颜色会体现血液的质、量的变化。正常的口唇颜色应该是淡粉的，比如血虚的人，口唇就会泛白；而阴虚的人，阴血会浓缩，所以口唇会深红；而血液淤积，则口唇会泛青紫色。

那么，这血液里的瘀血是怎么来的呢？这就成了继续关心的问题。这要从我们的饮食说起。

我们每天的饮食种类多样，虽然是在消化道里进行消化的，但最终极的营养物质都会进入血液，并随着血液营养全身各个角落。在这个过程中，血液的质、量是会发生变化的，所以血液这条重要的"母亲河"要时时刻刻经受考验。比如我们吃完一顿饭后，血液里面的葡萄糖会升高，甘油三酯（TG）也会升高，胆固醇（CHOL）也会升高，这个时候的血液会变得稠厚，流速也会减慢。但几个小时后，里面的营养物质就会被各个组织吸收、摄取，故血液会恢复正常的状态。但是，上了年纪的人，由于其代谢能力减弱，会出现高血脂、高血糖、高胆固醇血症。而相应的，血液会经常处于黏稠的状态。就像大海在整个流程中，会在拐角处形成湍流，在湍流的部位会留下很多沉淀，水质越是浑浊越是严重。而黏稠的血液也是一样，会在不同部位形成沉淀，这就是瘀血。如果在不重要的脏器、组织倒没什么危险，但是在心、脑等重要器官可就不能含糊了。瘀血一旦形成，会像滚雪球一样，越来越严重，如果发展到把重要脏器的血管都堵住了，那么致命的心脑血管疾病也就出现了。

所以，任何疾病要防患于未然。如果发现嘴唇的颜色异常，请多多注意！要定时到医院进行体检。

## 五、血脂异常
### ——小心你的心肝宝贝

有个成语叫作"心肝宝贝"，这个词语形容的太贴切了，心、肝两脏确实是非常重要的。如果将心、肝比作一根藤上的两个瓜，那么，将这两个宝贝"瓜"联系到一起的这根藤就是血脂。

先讲肝脏，肝脏在众多生理功能中很重要的一项是合成甘油三酯（TG），而肝脏会一边合成一边以酶的形式向血液中释放 TG 以供其他脏器利用，这样 TG 才不会在肝脏中储存过多。但肝脏合成 TG 的能力是很强的，而负责将 TG 运出的酶却是有限的。如果饮食摄入过多的脂肪类食物，则肝脏就会获得过多的 TG 原料，自然要合成大量的 TG，但是却无法全部运出，所以大量堆积在肝脏里形成脂肪肝。同时血脂也会升高，所以脂肪肝的人血脂高。但血脂高的人却不一定会有脂肪肝，但绝对有脂肪肝的倾向。

再来说心脏，肝脏不能处理所有的脂类，久之血脂会升高。高血脂的结果则是在血管壁内侧形成一个"山丘"，这个"山丘"不是静止不动的，而是会变化，会逐渐长大的。心脏上有一根血管相当重要，这根血管是负责给心脏供血的。可恶的"山丘"如果大到把这根血管都堵住，那么心脏就无法再为我们工作了。脂肪肝可能不是致命的，但心梗绝对是瞬间要命的。

所以，血脂这根藤上就连着心、肝两个"瓜"，两者会相互影响。很多人对脂肪肝都满不在乎，饮食上不予以注意，认为反正也死不了人，无所谓。这个想法绝对是错误的。身体内的任何一个脏器都是有自己的生理作用的，而整个人体的功能正常是体内所有脏器共同努力的结果，哪怕是一个小小脏器的小小问题，也会影响到整体的健康状况。所以，健康要从一点一滴做起。

# 六、脸色青暗

## ——肝病的尾巴露出来了

人们常说"气得脸都绿了"，其实，绿色和青色是很接近的，即脸色发青的意思。

那么脸色发青和肝脏有什么联系呢？这要从中医五色说起。

中医认为面色分为常色和病色两大类。常色即指健康人面部的常见色泽，比如白种人天生就是白皮肤，而我们黄种人生来就是黄皮肤，而且是黄中透着粉红，并且明亮润泽而含蓄。这就是我们中国人精神充旺、气血平和的表现。当然了，这种肤色是可以随着客观发生变化的，比如天冷面色稍白些，酒后脸色发红等。但这些改变都是生理范围之内的，是正常的。

除了以上这些常色外，人体在疾病状态下面部的色泽就是病色了。病色主要分为青、赤、黄、白、黑五种，分别代表肝、心、脾、肺、肾五脏的疾病。正常情况下，这五种颜色是不会显露出来的，但正是五脏的病变而使得五脏所主之色不再含蓄，而明显地显露在了脸上。

比较典型的是：形容一个人营养状况不良，我们常用的形容词是"面黄肌瘦"，就是指脾胃虚弱、消化吸收功能不佳所致的病容。而青色既是由于各种原因导致的肝生理功能异常，使得肝脏本色上露于面部所致。大家要注意了，我们这里的五脏疾病不可与西医的五个器官的疾病相等同。即不仅仅是真的患有肝病的人才会有面色的异常，中医认为，只要是肝脏的生理功能受到了影响，就会出现病色。比如一个人总易生气，导致肝主疏泄的生理功能发生异常，久之会脸色发青。当然，真正有肝病的患者也会有脸色发青的表现。比如各种原因导致的肝硬化，到后期由于累及肾脏而导致患者脸色鳌黑。

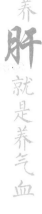
所以，如果发现脸色发青，那就表明中医"肝病"的小尾巴露出来了！

## 七、耳鸣

### ——水与火盛衰的象征

耳鸣困扰了很多人。刚开始的时候多是耳朵响的烦躁，后来响着响着就习惯了，甚至最后不响都不习惯了。有的人是忽然之间就开始了，而有的人是逐渐开始的。究竟耳鸣是怎么回事呢？

正如标题所说，耳鸣反映的是体内水和火的盛衰。大家知道，水火是不相容的。火多了，水就被烧干了；水多了，火就被扑灭了。而在人体内，这个水和火又称作阴和阳。阴由水来代表，阳由火来代表。如果火胜即阳亢，那么很自然水即阴就会不足。大家有没有注意观察：火堆的火苗都是向上窜的，体内过盛的火苗也会向上走，如果走到耳朵那里，耳鸣就出现了。一般这种火盛耳中多声音很大，还伴有口苦、口干、目赤（眼睛发红）、口臭、脾气暴躁、便秘、尿黄，舌质（透过舌苔看舌头的本色）会发红，舌苔则容易发黄。

而另一种情况有点难以解释，这种情况可能体内火不亢盛，但是水却是不够的，体内本来是水火平衡的，即两者势均力敌，但是现在由于各种原因导致水少了，那么火趁机就涨起来了，即火势就会相对蔓延到耳朵，另一种耳鸣也就会出现了。而这种耳鸣耳中声音多较小，双手捂住可以减弱甚至消失，伴有腰膝酸软（自觉腰部和膝盖酸软无力）、五心烦热（两只手的手心、两只脚的脚心和心莫名的燥热，甚至晚上睡觉的时候必须把手心、脚心拿到被子外面才舒服）、盗汗（白天很少出汗，晚上睡觉的时候出一身汗，醒来汗消）、咽干口燥、舌质红但少苔。

这就是耳鸣的两种类型，一虚证一实证。大家可能对中医的"虚证""实证"搞不太明白，总听老百姓不分青红皂白地说自己"虚"。其实，中医的虚证是指以"不足"为矛盾的主要方面的病证。比如耳鸣的第二种情况，是以阴虚水不够作为主要问题，即是虚证。而实证是以"过盛"作为矛盾的主要方面的病证。耳鸣的第一种情况就是以火盛作为主要问题，所以是实证。所以，万病无论多复杂，中医必先分"虚实"。

# 八、胁肋胀痛
## ——气得我肝儿疼

许多肝病患者最关注的就是得了肝病要注意些什么。其实，像多吃新鲜蔬菜水果、忌酒这些大家都晓得，但有一条最最重要的您知道吗——千万别生气!

肝病患者忌生气。大家可能要不理解了，这生气是正常的情绪变化啊! 看见不满意的生生气难道对身体有什么影响吗? 答案是肯定的。

中医养生讲究"恬淡虚无"，是指要生活淡泊质朴，心境平和宁静，外不受物欲之诱惑，内不存情虑之激扰，物我两忘的境界。要尽量维持平和稳定的心态，不要有情绪上过度的转变。大家总说，时时刻刻要高兴，其实也是不对的。范进就是因为欣喜过度才精神失常的，正所谓"不以物喜，不以己悲"也是这个道理。生气也是情绪的一种，所以情志养生是中医养生中重要的一部分。

非常不幸的是，肝在志为怒。意思就是：生气归肝管，一生气直接走肝。肝脏有个生理作用叫作"肝主疏泄"，意思是指肝脏主气机的条达。老百姓总说：气顺溜了，才能不生气。只有肝主疏泄的生理功能正常，人体内的气才能顺溜，人才能情绪舒畅不生气。而反过来讲，病理状态下，就容易异常，而且是肝脏和体内的气机相互影响。肝脏病了，体内气机就易不通畅；而体内气机不通畅，就容易伤到肝脏。气机不通畅的典型表现就是胁肋部胀痛，所以一生气就会胁肋部胀痛。

有的肝病患者问医生：肝脏在哪里？医生答道：肝脏是在右侧胁肋部。患者又问：为什么一生气的时候我两侧肋骨区域都感觉不舒服呢？这就要从中医肝经的走行说起了。肝经在抵达少腹部后，再夹行于胃的两旁，并联属于本经所属的脏腑——肝脏，再联系于与本经相络属的脏腑——胆腑，往后再向上走行，贯穿横膈膜，并散布于胁肋后向上方走去。而两条肝经是对称地走在两侧的，所以，肝经是散布于两侧胁肋部的，不单单是右侧一边。

所以，万事要想得开。慢慢地修身养性，就算真的气不过了，就想一点：生气伤肝，犯不上！

## 九、乏力、倦怠
### ——能量不足，肝病及脾的标志

临床上有很多肝病患者多有肝功能上的波动，而肝功能波动典型表现就是浑身乏力。很多农村患者会明显感觉突然有几天干不动农活，干干活就要休息。就连很多办公族患者也会感觉到一天清闲的工作下来，却会非常乏力。这是为什么呢？

我们先来看看肝脏的功能，肝细胞有一项重要的代谢功能就是参与能量供应。能量供应过程中很重要的一个环节是三羧酸循环，而其中的参与者是线粒体。每个肝细胞平均约含有 400 个线粒体，以进行三羧酸循环。所以肝细胞健康才能够给人体供能，人体才可以进行各种各样的工作。如果肝脏受到了伤害，那么整个能量供应链断开了，人就会有没劲的表现。

在中医理论中，肝病却和脾脏有很大联系。首先说说脾，中医认为饮进的食物进入体内后，需要脾脏的消化和吸收，才可以将精微散播到四肢百骸、皮毛、筋肉。因此，脾的消化运输功能正常，才能够提供足够的养料，脏腑、经络等才能得到充足的营养而进行正常的生理活动。其中，脾对四肢肌肉有特殊的意义。中医认为脾主一身之肌肉，四肢全赖脾脏运输和撒播营养，才可以活动起来轻松有力。如果脾失于健运，无法布散精华，四肢的营养就会不足，可见倦怠无力，甚至消瘦萎废不用。而大家可能想象不到，肝脏生病的时候就会"欺负"脾脏，使得脾脏无法工作，精微就无法运输到四肢肌肉，自然就会出现乏力的表现。这种情况，我们就叫它"肝病及脾"。肝病发作的时候，乏力的表现就来源于此。

所以，肝病患者要注意了：一旦出现浑身乏力的症状，要赶紧去正规医院检查肝功能并进行相应治疗，以免耽误病情。

## 十、恶心、食欲不佳
### ——肝病及胃的标志

肝病的另一个典型表现就是食欲的改变。肝脏作为消化道最大的腺体，会分泌多种帮助消化的酶和体液。所以肝脏生病的时候，食欲不佳是理所当然的事情。

在中医理论中，这个症状却有着特殊的意义。

中医认为，胃是个非常重要的腑。重要到什么程度呢？它是后天营养获得的唯一渠道，外界摄入的食物必须经过第一道关卡——胃的基础消化和腐熟后，才能进行下一步而转化为精微物质以营养各个脏腑。可以说，没有胃，就完全断绝了后方的"粮源"。而大家有没有发现这样一个规律：从食物的摄入到废物的排出，是有一个绝对的方向性的——是从上往下去的。这是正常的方向，如果一旦出现了"方向性"的错误——从下往上去了，那么是不是不可想象呢？中医认为：胃是主降的，如果各种病理性的原因导致胃气上逆，那么恶心、呕吐、没有食欲的症状就显示出来了。那么都有哪些原因能导致胃气上逆呢？

我们又要提一下伟大的肝脏。中医认为，肝脏有一个重要作用：主疏泄。这里的主疏泄功能是指肝脏有调节全身气机的作用。其中就包括胃气的升降。这种作用在生理状态下的叫作调节，起正面作用。一旦肝脏生了病，那就不叫调节了，叫作"捣乱"，起负面作用。这就是所谓的"肝气犯胃"。

所以，和乏力一样，肝病患者突然出现恶心、食欲减退的症状时，要尽快去医院就诊，不要耽误病情。

## 十一、步履蹒跚是必然的吗

上下公交车的时候，总是看见很多步履蹒跚的老年人。面对人类几千年的发展历史，大家对于这种情况已经司空见惯了。但是，用创造性思维思考一下：这种情况是必然吗？如果是必然的，那又是为什么呢？

大家都唏嘘：这个必须是必然的！没见过哪个老人比年轻人腿脚还麻利！我想，也不要先急于回答我这个问题，我们常说"一切皆有可能"，那就先看我下面的说明吧。

在这里先要讲讲运动系统的组成。运动系统是由骨、筋、肌肉三部分组成的。也就是说想要运动轻便灵活，这三部分必须保证各自功能完善才行。在中医理论里，脾主肌肉、肾主骨、肝主筋。也就是说筋必须得肝血养护、骨必得肾精濡养、肌肉必得精微物质的滋养，才可能健步如飞。但不幸的是：随着年龄的增长，肝血逐渐亏虚、肾精日渐不足，所致的结果就是筋不得血养、骨不得精濡，自然而然地就会出现老年人的老态龙钟的状态。这样看，人类的衰老是符合正常发展规律的。人到了一定的岁数，就要经历这样的蜕变。但是问题又来了，为什么都是老年人，却差距这么大呢？有的都七八十岁了，还能跑步锻炼身体；而有的六十出头，走路都费劲了呢？

这就说明：即使衰老，也有不同的程度。所以，从某个角度来讲，老态龙钟也并非必然。适当的保养是可以推迟衰老周期和减轻衰老症状的。

既然这样，保养应该从哪几方面做起呢？关键就是保养肝和肾两脏。

肝要养肝血；肾要保肾精。其实养肝血和保肾精有着相互促进的作用，因为中医认为"精血同源"，即肝血和肾精是相互促进、相互资生的。所以养肝血就是保肾精；保肾精就是养肝血。可以将一些保肾精、养肝血的方药做成丸剂长期服用而达到补肝肾的目的。

## 十二、声声叹息

### ——肝脏不能帮我们分忧了

和一些网络流行词汇比起来，"郁闷"这个词已经不算什么新鲜词汇了。但这个词很有意思，"郁"有忧愁的意思，而"闷"代表你的心被关住了、被阻拦了。总体的意思就是：愁啊，愁得心都被憋住了，再进展，就是茶不思饭不想，最后，就整天的唉声叹气了。这声声叹息代表你体内不仅是心被憋住了，气也被憋住了。

其实，机体是很聪明的，可以在一定范围内，对自身的漏洞进行修补。比如血管内压力高出正常范围，心脏一看，这不行啊，必须加压力向前冲！这就是机体聪明的地方，可以自我调节。但是，这仅限于一定范围内。如果，机体可以完全自我修复，那医生就可以下岗了！机体也是笨拙的，修复过头了，却导致了另一种恶果的产生——心衰了。

情绪调控方面也是这样的。刚开始的时候，还可以自己劝劝自己想开点儿。这时候，我们的肝脏就派上战场了。肝脏调节气机的能力是十分卓越的。全身上下的脏腑，只要有气的运动，就离不开肝脏的疏泄作用。只有肝脏正确的发挥作用，全身的气的运动才会正常，人才会心情舒畅、吃嘛嘛香、身体倍儿棒。但是，肝脏的能耐也是有限的，当他发现自己的力量和敌军不成正比的时候，就败下阵来了。直接导致的结果就是体内的气机停滞了、紊乱了，人的情绪也变糟了——郁闷了。最后，只能声声叹息地告诉自己：我真的想不开了。

其实，您有没有想过：声声叹息可能是体内发出的一种信号——肝脏调节气机、舒畅情绪的功能不行了，不能再帮助我们分忧了，需要请求外界的帮助。事实上，叹息不仅是大脑情绪的一种反应，更是肝脏的呐喊，提醒机体真的需要注意肝脏是否生病了！

那么，拿什么拯救你，我的情绪！一方面，可以以另一种方式把气"撒出去"，比如找别人诉说、大声K歌、运动等。另一方面，如果您发现，自己可能在不经意之间经常叹息，那您可能就需要借助于药物的力量了。中医辨证管这个叫作肝郁气滞，治疗方法就是疏肝理气，典型方剂有柴胡疏肝散、逍遥散。这些都有成药剂型，可以买来试试。

但最根本的还是在于自己的调节，俗话说，难得糊涂！何不让自己睁一只眼闭一只眼呢！

## 十三、嗓子眼儿里卡住的"痰"
### ——梅核气

不知道有些读者有没有这种感觉：嗓子眼里有一个东西，吐不出来又咽不下去，这种情况尤其在生气或熬夜的时候加重。您记好了，这叫作梅核气。我们的宝典《金匮要略》将其描述为"妇人咽中如有炙脔……"，古人描述得多么形象！这里的"炙脔"是指烤肉，尤其是"炙"，上面是月肉旁，代表"肉块"，下面是火堆。大家要奇怪了：烤肉最好吃了，为什么咽不下吐不出啊？这里的肉不是香香的猪肉，也不是美味的牛肉，而是带刺的鱼肉。您说带刺的鱼肉块能咽下去吗？我们管他叫"梅核气"，是指嗓子里面像卡了一个乌梅里面的核，也是一种咽不下、吐不出的感觉！

知道了叫什么病，下一步就是了解这个病是怎么来的问题了！其实，这个病多发于一些小心眼的女人身上。我不是搞人身攻击，仔细检讨一下自己的性格，大大咧咧的人不会得这种病！若反反复复地揪着一个问题不放，对待事情不容易释怀，那么气机也同就不能顺畅地循环而停在一个地方。气机停止了，后果会很严重！本来津液是应该散布在身体的各个部位的，因气机的停滞也无法输布而停滞了。刚开始只是湿气较重，就像迷漫的雾一样；后来，湿聚成了黏黏的痰。痰反过来又可以阻滞气机的通畅，这样痰气互结、如胶似漆，就阻在了咽喉的部位，梅核气就出来了！

明白了来历，就要关心治疗了。心理治疗胜过其他一切疗法！叮嘱大家：不要再小心眼了，很害人的！不仅对身体没有好处，也伤害革命同志之间的感情。试问哪个愿意和小心眼同志共事？所以，该过去的就让它痛快的过去。眼下可能只是气滞痰阻，时间长了，累及到血分会瘀血的。这瘀血可就重了！不仅仅是"咽不下、吐不出"的问题了！可能就心痛、胸闷了。您想想，一个性格影响了一生的健康，值不？所以，把眼光放远，把注意力放在真正需要思考的大事情上才是明智的选择！

## 十四、将军肚
### ——肝脏好辛苦

这是在为肝脏申冤，并献给已经很有成就的中年男士。低下头，看看还能看到自己的脚尖吗？如果看不到，那就好好读读吧！

体内的脏器都不会说话。别看他们不会冲你叫喊，但他会用一种特殊的方式向你表达着他的为难之情。将军肚——肝脏的呐喊！为什么肚子会这么圆润？那里面是一层厚厚的脂肪，除了有一点点保暖的作用外，这层脂肪可以说是一无是处！首先，增加了全身脏器的负担。当你看到将军肚的时候，证明体内的脂肪已经分布在重要脏器的周围了。最要命的就是心脏，每次心脏都要做更大的功去泵血，一分钟就需要辛苦六七十次，算算一周、一月、一年你的心脏要比别人的累多少万倍！而且心脏有一条血管非常重要，厚厚的脂肪黏上去，这根血管容易梗死，人也就离过去不远了。其次，对肝脏也有损害。一般有将军肚的人，90%都伴有脂肪肝。肝脏是人体内处理脂肪的场所，摄入的和自身合成的脂肪都到肝脏内进行代谢，但是当脂肪多到一定程度，肝脏这个流水线车间里都堆满了脂肪，他自己也没办法进行代谢了，只好把脂肪留在自己这里，那么脂肪肝就产生了。就好像一个农场的农产品要运到外地，可是大卡车就那么多，而产出的速度永远大于运出的速度，最后弄得产品全都堆在农场里，你说农场里的员工辛不辛苦。肝脏也一样，他对人体是很忠诚的，一定是努力到筋疲力尽的。病理显示：脂肪肝的患者，肝细胞里面都是脂肪滴。

那么什么原因会导致脂肪肝的产生呢？脂肪肝其实只是一个病理状态，原因有很多种。从总体分两大类：酒精性和非酒精性。这也是为什么已经有成就的中年男士要好好阅读的原因，因为这部分人群中大部分人都有两个习惯：饭局频频，全是高脂肪食物，而且酒杯高举是不可缺少的一项。所以，这部分人得脂肪肝的倾向性最大。

所以，对于脂肪肝的人来讲，限制饮酒和限制饮食是最重要的两项。限制饮酒包括各种颜色的酒；限制饮食包括动物内脏、肥肉、蛋黄、甜食等。限制是一方面，多多锻炼更重要。不要光走，要跑起来。每次一个小时左右，微微冒汗即可。

事业要成功，但身体更要健康！

## 十五、一"泻"千里
### ——肝和脾的战争

不少人都闹过肚子吧，那滋味不是很好受。假想一下，如果天天一"泻"千里，得多折磨！但真就有这样可怜的人，大多数肝病患者都容易腹泻。而这都要归罪于肝和脾之间的战争。

肝和脾本来是一对好拍档，二者互相配合，无论是在食物的消化还是在营养物质的吸收方面都立下了汗马功劳。可是就算是好朋友也有反目成仇的时候，二者的战争无声无息地进行着。但是，遗憾的是，这场战争总是以"肝的胜利"和"脾的失败"而告终。没办法，肝脏太强势了。可是，脾的失败直接导致的结果是其运输转化食物精华的功能大大减弱。这些食物的精微运不到该去的地方，只能浩浩荡荡向大肠走去，最后导致腹泻。

而肝病患者各种致病因素都会导致肝脏气机的失调和紊乱，肝和脾同属于一个区域——同在中焦，肝脏异常就朝着脾脏去了。所以，腹泻对于肝病患者来讲是常见的。不仅是腹泻，其他消化道症状像食欲不佳等也都是常客。

其实，很多健康人也会有腹泻的问题，其中很多都和情绪有关。比如，一紧张就肚子疼，紧接着就上厕所，排完后肚子就不疼了。这种病叫作"肠易激综合征"，中医仍把他归根于肝和脾的战争。紧张的时候，肝气犯脾，所以腹泻的症状就会出现。而情绪平和的时候，肝脾又归为和谐，腹泻的症状就会消失。

21 世纪，什么最重要？和谐！同样，肝和脾也需要和谐！

## 十六、话说每月那几天
### ——肝是女子后天之本

每个月总有那么几天对女子来说有着特殊的意义，就是月经。由于各种问题，既能轻松地迎来又可以高兴地送走它的人是比较幸运的了。大多数女人都有着这样或那样的月经问题。肝脏在女子月经中有着举足轻重的地位——肝为女子后天之本。

这又要从肝脏的生理功能说起。首先，经血就是肝脏所藏之血。如果肝血缺少，无以下注成月经，就会出现月经的量少、拖后、痛经等。其次，肝主条达、调畅气机，像一个调度一样把肝血指挥到子宫并顺畅地排出体

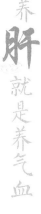

外。如果肝气疏泄力量不足导致肝血不能到达子宫排出体外就会出现月经量少甚至闭经、月经滞后等。如果肝气郁滞，导致气滞血瘀则会出现痛经。如果肝经火盛，使得血液流速加快则会出现月经提前、月经过多等。所以说，种种的月经不调都和肝脏有着直接或间接的关系。

月经的正常是健康的保障。所以，作为女人，要保护好自己的肝脏让月经顺顺畅畅每个月。怎么做才算是保护好自己的肝脏呢？首先就是掌控好自己的情绪。女子天生容易猜疑、妒忌、生气，但这种种的不良情绪都会影响肝脏疏泄气机的功能而直接导致月经的异常。所以，最最重要的是要有一个良好的心态来面对生活。其次，女子天性属阴，阳气不足，且血得寒则凝，所以女子要格外注意对阳气的保护。要做到不贪食生冷、不卧坐凉处、注意保暖等。尤其是年轻女性，认为年轻无极限，夏天吃冰激凌、冬天要风度不要温度，这些对健康都会造成极大的危害。

女人要对自己好一点，更重要的是要多多关心自己！

## 十七、掉头发、腹泻、黏膜溃疡
### ——小心自身免疫性疾病这个隐形杀手

如果您的肝功能化验单出现了向上或者向下的箭头，而您并不喝酒，不滥吃药，也没有病毒性肝炎病史，但口腔经常有溃疡、经常腹泻、头发掉很多，那么建议您做个自身免疫性肝病的检查——小心自身免疫性疾病这个隐形杀手。

很多患者一听到"肝炎"的字眼，立马问有没有传染性。这是一个概念上的混淆。所有导致肝细胞受到破坏、肝脏的功能受到损害的都叫作肝炎，其病因有多种，在我国以乙型肝炎病毒最为常见，而在国外酒精性比较常见。这里的自身免疫性肝炎则是由于自身免疫功能异常所导致的肝炎。所以，不要谈"肝炎"色变！

用简单的语言来解释"自免肝"就是：机体把原本属于自身的东西当成了敌人而对其进行攻击，最终导致肝脏自身"受伤"。其实，自身免疫性肝炎只是众多自免肝的一种。具体的归属应该通过更细致的检查来确定。自身免疫性疾病多发于女性，女性朋友可能觉得有些不公平，但是没办法，女性一生中，体内会发生几次比较大的角色改变，从小女孩到少女、从少女到少妇、从少妇到母亲一直到绝经，这几次人生角色大变化的背后跟随的是体内各种激素水平的大改变。如果在交界处没有交接好，那么就容易出现疾病。中医认为妇人是容易情绪变化的，如嫉妒、悲伤、生气、爱恨等，正是由于这些"多情"的存在，导致肝气不畅、血行瘀滞等，所以较男性更容易受病。当然也不是说男性可以完全幸免于难，只是说发生率相对较低。所以，女性要格外保持一份平常心，要格外小心自身免疫性疾病这个隐形杀手！

## 十八、满身酒气，难于散去
### ——肝脏代谢酒精的能力在悄悄地下降

　　走在大街上，某个爱美的女士从身边走过的时候留下的是一抹暗香，如果留下的是一席酒气，估计印象不会太好。"酒鬼"！大家都会这样想。

　　这一席酒气还能说明什么问题呢？嘘！肝脏正在朝着不好的方向走去。我们都知道：甭管多贵的酒，主要成分都是乙醇，而肝脏是乙醇代谢的主要场所。乙醇在肝细胞内经过一系列反应，最终以 $CO_2$ 和 $H_2O$ 的形式排出体外。正常人体每天可代谢 120 克酒精 [ 酒精的计算方法：酒精量（毫升）= 饮酒量（毫升）× 度数（%）×0.8]，120 克酒精相当于 300 毫升的 50 度白酒。所以，健康人即使喝 300 毫升白酒，第二天也应该全部代谢完毕。但如果第二天仍然能够闻到酒精的味道，那么只能说明肝细胞被破坏，其处理酒精的能力下降了。

长期、大量饮用各种含有乙醇的饮料所致的肝脏损害性病变称为酒精性肝病。其主要形式有三个：酒精性脂肪肝、酒精性肝炎、酒精性肝硬化。酒精性肝硬化阶段患者多死于并发症。如果每日摄入乙醇量在 80 克以上，持续 10 ~ 15 年即有可能导致酒精性肝硬化。但也有的人天生比较耐受酒精，对酒精的代谢能力超于常人，于是就会出现那种喝了一辈子酒却没有肝硬化的情况。但这毕竟属于少数，不要抱着侥幸的心理拿自己做实验。

很多人被诊断为酒精性肝硬化后，认为反正已经这样子了，莫不如就喝个痛快。实际上，在酒精性肝病的整个治疗过程中，戒酒是一项终身有效的治疗手段，无论进展到哪一步，都有着积极的意义。所以，哪怕到了最后的阶段，也要咬咬牙戒酒。这里要提出"酒友"的问题，很多酒精肝患者，在医院治疗的过程中已经可以戒酒了，但是一出院又"重操旧业"，和那些所谓的"酒友"聚到了一起。奉劝患有酒精性肝病的朋友们远离这些"狐朋狗友""酒肉朋友"，他们将是毁掉你的最后一掌！

您的肝脏还好吗？

## 十九、肝掌
### ——肝脏的危机在增长

肝病患者通常会发现自己的手在大拇指至小拇指的根部之间的大小鱼际处的皮肤出现了片状充血，或是红色斑点、斑块，手指按压后变成苍白色，抬手后立即恢复，这就是"肝掌"。如果肝病患者出现肝掌，证明肝脏的代谢功能出现了问题。

大家都知道，无论男性或者女性体内都有雄性、雌性两种激素共同存在。而这两种激素发挥完生理作用后，不能总在体内待着，是需要被杀灭活性的，而这个过程是肝脏来完成的。如果肝细胞受到损伤，无法及时灭活体内的雌激素导致体内雌激素蓄积，就会导致体内的小动脉扩张，表现在手掌上就是肝掌。由此解释，肝硬化和慢性肝病患者当肝细胞受损而导致肝功能异常时，出现肝掌多是肝功能下降的表现，也是为您亮出的一张黄牌——提醒您及时的治疗是非常必要的了。所以，标题说肝脏的危机正在增长。

但请大家注意：出现肝掌的不一定都有肝病。临床上往往见到不少健康人发现手掌心发红就慌里慌张地以为自己得了肝病，但各项检查显示无肝病，且肝功能也正常。这种情况也是正常的，比如体内雌激素分泌过多，已经超过了肝脏的灭活能力而导致的肝掌。因此对于出现肝掌者，应结合病史、体格检查、肝功能、乙肝两对半、丙肝抗体、肝胆胰脾彩超等多项检查后并经过综合分析判断，然后才能得出正确的结论。

## 二十、蜘蛛痣
### ——令人担忧的小红花

和肝掌一样，蜘蛛痣也是很多肝硬化患者的典型标志。如果照镜子的时候发现前胸与面部、颈部及胸部有表现为中心部直径 2 毫米以下的小血管瘤，向四周伸出许多毛细血管，像"小爪"，看上去像一个小红花趴在皮肤上，这就是蜘蛛痣。蜘蛛痣是一种特殊的毛细血管扩张症。若用铅笔尖压在中心部，蜘蛛痣就会消失，一抬笔又会马上出现。

蜘蛛痣的原因和肝掌相同，都是肝脏灭活雌激素的能力下降所致。过多的雌激素使得小动脉扩张，表现在手上就是肝掌，表现在胸前的皮肤就是蜘蛛痣。其实，肝细胞有着非常强的代偿能力，切除了一半肝脏后，肝脏的正常生理功能还是可以靠剩下的部分进行代偿。但肝掌、蜘蛛痣的出现说明了肝脏的生理功能正在减弱，就一定要引起注意了。

正常人如果雌激素生理性分泌增多导致的蜘蛛痣是正常现象，不必惊慌。

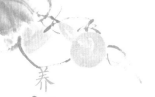

# 二十一、肝功能变化
## ——细说肝病的因与果

当您拿到一张有上升下降箭头的肝功能化验单时，是否会感到困惑？实际上，这张化验单确实可以比较全面地告诉医生您的肝脏是否在正常的工作并可以提示医生具体原因。

怎么样简单的来看一张肝功能化验单呢？需要看哪些重点呢？

### 1. 转氨酶

我们常提到的转氨酶其实只有两种：ALT 和 AST，肝脏含有大量的这两种酶。所以，一旦肝细胞因为各种原因受损，里面的酶就会释放到血液中，转氨酶升高的情况就会出现。轻度的转氨酶升高（高于正常值的 5 倍）见于各种肝病；中度升高（高于正常值的 5 ~ 20 倍）见于病毒性肝炎、药物性肝炎、自身免疫性肝炎；重度升高（高于正常值 20 倍以上）主要见于急性病毒性肝炎。

比较奇怪的是，随着肝酶的升高表明病情越危重，但是重症肝炎时，反倒可能肝酶正常。这是因为，重症肝炎时，绝大多数肝细胞都已经坏死，已经没有能力生成 ALT，所以，ALT 反而会降低到正常。

ALT 和 AST 的比值也有说法。ALT/AST 如果小于 1，提示即使肝脏有损伤预后良好；大于 1，多说明肝细胞广泛坏死，预后不良；大于 2，这种情况较特殊，多说明病因是酒精性的。

## 2. 反应胆汁淤积的标志物

### ◉ 碱性磷酸酶（ALP）

ALP 广泛分布于骨、胎盘、肝、肠等许多组织的细胞膜上。所以，孕妇、儿童的 ALP 升高多属于生理性的。血清 ALP 明显升高多是胆汁淤积综合征的特征表现，比如胆道结石或炎症引起的胆道梗阻等。急慢性病毒性肝炎、肝硬化无论有无黄疸，ALP 大多正常或轻度增加。

### ◉ 转肽酶（GGT）

急性病毒性肝炎时，GGT 一般中度升高，病情好转后会下降，如果 ALT 已经恢复正常，但 GGT 持续不降提示病情易演变为慢性。酒精性肝病的患者随着戒酒，GGT 可下降到正常。

## 3. 肝脏合成能力

### ◉ 白蛋白

肝脏是白蛋白合成的唯一场所。所以，当肝病发展到肝细胞无法合成白蛋白的时候，血里的白蛋白就会降低。但一般这种情况只出现于急性重症肝炎以及肝硬化失代偿期。正常人如果出现白蛋白的轻度升高，不必惊慌，这说明营养充足、肝脏合成白蛋白能力正常。

### ◉ 甲胎蛋白（AFP）

甲胎蛋白是人胚胎正常的血浆成分，出生后数周即降到正常值。现在 AFP 已经广泛用于肝细胞癌的诊断和治疗效果的判断。原发性肝细胞癌患者血清中出现的 AFP 主要来源于肝癌细胞。但是，在重型肝炎中，如果 AFP 升高，说明肝细胞可以再生，是预后良好的一个表现。

## 二十二、糖尿病

### ——并非"都是胰岛惹的祸"

众所周知,糖尿病多是由于胰腺出现了病变。但是很多糖尿病患者是继发于肝病的,所以,我们不得不怀疑是否糖尿病和肝病有着千丝万缕的关系? 其实糖尿病并非都是胰岛惹的祸!

确实是这样的,有的人要问了: 肝脏病了和胰腺有啥关系? 世界上的万事万物相互之间都是有联系的,肝脏和胰腺同样不例外。就像我们中医里的"整体观念"认为人是一个整体,牵一发动全身!

实际上,肝病会导致胰岛素抵抗的加重,使得胰岛过度工作,最终胰岛衰竭;肝细胞损害后,肝脏合成肝糖原的作用受损而导致餐后血糖升高;肝硬化失代偿期服用各种利尿剂,其中呋塞米长期服用可导致糖耐量减退而使血糖升高。这种种的原因都会导致肝源性糖尿病的发生。

肝源性糖尿病的典型特征是餐后血糖升高。而其临床症状却不是很明显,糖尿病的多饮、多食、多尿被肝硬化失代偿期食欲差、腹水、尿少等症状相抵消,所以表现不是很明显,多是测血糖时才发现。

除了糖尿病的常规用药,肝源性糖尿病最应该注意的就是饮食。要做到主食、甜食、饮料绝对控制。像土豆、地瓜、粉条、南瓜、米饭、馒头等都算是主食,不可重叠食用。另外要多多运动。这里,想嘱咐大家的是: 这里的运动是指那些可以调动大腿肌群的运动。所以,很多家庭主妇所谓的"收拾家务"不能算是真正的运动。必须要像跑步、游泳等才能达到锻炼的目的。

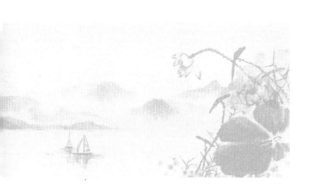

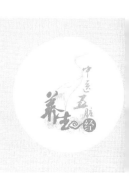

# 第四章

## 养肝护肝怎么吃？会吃才是硬道理

# 一、益肝食物，肝心情愿

### 1. 丝瓜——肝硬化患者的软肝小卫士

肝硬化患者们可要注意了，丝瓜对于你们来说，绝不是普普通通的绿色瓜果那么简单，可以说它是一大宝贝。丝瓜保肝护肝效果显著，称得上是肝硬化患者的"软肝小卫士"。

丝瓜中富含蛋白质、脂肪、粗纤维、碳水化合物、钙、磷、铁、瓜氨酸、B族维生素、维生素C以及核黄素等，如果看到这里大家就惊叹：小小丝瓜竟含有如此多的宝贝，那还为时尚早。除此之外，丝瓜还富含皂苷、黏液质、木胶、木聚糖和干扰素等多种特殊物质，真的是营养丰富。

最关键的是丝瓜还具有非常好的活血化瘀通络的作用，肝硬化正是由于瘀血阻络而引起的。将丝瓜的纤维束管提取出来，就成了中药"丝瓜络"。

仔细看，就会发现丝瓜络一条一条的排列，非常有规律，所以在人体内，它也可以将人体内的经络梳理清楚。丝瓜和肝硬化就好比是一把钥匙和一把锁的关系。封它一个"肝硬化最佳保卫者"的称号也不为过。它的工作宗旨就是"软化你的肝"！相信它，它一定不会让你失望的。

更何况，它食用起来味道鲜美，口感滑爽。肝硬化患者可以在享受美味的同时，轻轻松松的进行软肝工作。大家还在等什么呢，赶快行动起来吧，让丝瓜走进你的厨房，登上你的餐桌，和你一起同心协力，共同抗击肝硬化吧！

### 2. 佛手——养肝护肝效如佛助

佛手主产于闽、粤、川、江、浙等省，其中浙江金华佛手最为著名，被称为"果中之仙品，世上之奇卉"，雅称"金佛手"。佛手的叶子色泽苍翠，四季常青。果实色泽金黄，香气浓郁，形状奇特似手，千姿百态，让人感到妙趣横生。曾经有一首诗这样赞美佛手："果实金黄花浓郁，多福多寿两相宜，观果花卉唯有它，独占鳌头人欢喜。"佛手的名也由此而来。佛手不仅有较高的观赏价值，而且具有较为珍贵的药用价值。

想必大家一定看过《西游记》，并且对里面的如来佛祖印象深刻，尤其是对他那双神手更是敬慕不已，因为就连我们极其崇拜、认为无所不能的齐天大圣，都不能奈他如何。我们食用的这个佛手，它之所以被赋予了这样一个名字，除了它的外形酷似人手之外，还因它确有神奇之处。比如它养肝护肝的功效，还真的是有如佛助。

大家可能知道，肝气容易郁滞，气机一旦郁滞，水液代谢就会停滞，血液流通不畅也会瘀滞，也就是我们中医所讲的"气滞则水停，气滞则血瘀"，所以我们要尽可能地让肝气调畅，绝不能让它郁滞。中医讲药物的归经，每个药物都有各自的归经，如果说它归某个脏腑的经脉，那它就会进入这个脏腑的经脉，并且对这个脏腑起到相应的药用效果，对这个脏腑的疾病，也就会产生相应的预防和治疗作用。而佛手入的是肝、脾、胃三经，疏肝理气健脾强胃的功效极佳。

有人说炎热的夏天，坐在大排档里，点一盆佛手，要一瓶冰啤。面朝大海、手拿冰啤、口食佛手，人生一乐也！

所以一定要让佛手走进我们的生活，为我们的生活带来无限乐趣的同时，还可以保护我们的肝脏，大家何乐而不为呢。

### 3. 山楂——脂肪肝患者的圣果

如今生活水平提高了，烦恼却也随之而来了，人们吃得越来越好，随着脂肪的过多摄入，引发的脂肪肝越来越多。对于中年人，特别是中年男性来说，由于工作导致精神压力大，情绪压抑，容易造成肝郁不舒、烦躁、焦虑、食欲不振等症，加之男性应酬多，喝酒在所难免，这样就很容易形成“脂肪肝”。

中医认为，肝主疏泄、以通为顺，如果肝气不舒，人的周身气血运行就紊乱了，会导致很多身体疾病。

具有养肝去脂功效的有益食品首推山楂。一说到山楂，人们首先想到它能助消化。其实，山楂除了消食外，还有很多功效。山楂有很高的药用价值，它的果、叶、核、根、茎均可入药。我国 1/3 的中成药里都含有山楂，这一点是相当了不起的。

山楂入胃后，能增强酶的作用，促进肉食消化，有助于胆固醇转化，它含有熊果酸，能降低动物脂肪在血管壁的沉积，所以，对于“脂肪肝”或是肥胖者来说吃些山楂、山楂片、山楂丸或用山楂泡水喝，炖肉时也可适当加入，均可以消食去脂，是很好的保肝食品，也是防治心血管病的理想保健食品。而且长期食用山楂，具有降低血压、血脂的作用，可防治高血压、冠心病、动脉硬化等疾病。

吃山楂对脂肪肝是有益的，但要注意一些含糖量高的山楂制品应适量食用，以免造成热量摄入过多，对脂肪肝病情不利。山楂不宜与海鲜、人参、柠檬同食。另外，山楂不可食用过多，否则会给胃带来极大的负担。

切记，多吃不宜，点到即止，适量即可。

## 4. 橘皮——疏肝去痰的妙药

陈皮这味中药闻起来就会觉得精神为之一振。脾胃也一样，在陈皮的作用下，脾胃之气可以被鼓舞振作。肝病的患者，十之八九都会脾胃虚弱，原因就是肝失于疏泄，会横逆犯脾胃，脾失于运化水湿，就会形成痰饮水湿等的病理产物，而陈皮恰恰就可以行气去痰，既疏肝又健脾，一举两得。下面介绍陈皮凉茶的做法：将干橘皮 10 克洗净，撕成小块，放入茶杯中，用开水冲入，盖上杯盖焖 10 分钟左右，然后去渣，放入少量白糖。稍凉后，放入冰箱中冰镇一下更好。具有很好的止咳、疏肝、去痰之功效。

大家可能知道橘子皮又叫陈皮，是说橘子皮陈得越久越好。我们之所以要用干橘皮泡水，而不是鲜橘皮，原因是什么呢？

研究证明，陈皮水煎剂中有肾上腺素样的成分存在，但较肾上腺素稳定，煮沸时不被破坏。陈皮隔年后挥发油含量大为减少，而黄酮类化合物的含量相对增加，这时陈皮的药用价值才能充分发挥出来。陈皮有理气调中、燥湿化痰的功效，而鲜橘皮却没有。鲜橘皮含挥发油较多，不具备陈皮那样的药用功效，用鲜橘皮泡水，不但不能发挥陈皮的药用价值，由于挥发油气味强烈，还会刺激肠胃。

而且鲜橘皮表面有农药和保鲜剂污染，这些化学制剂有损人体健康。近年来，为了防止橘子树遭受病虫害，从开花到结果期间，要多次喷洒农药，而且大部分农药不能分解，一旦残留在橘子表面，就很难去除。

此外，为了防止细菌侵入橘子内，果农摘下橘子后，大多用保鲜剂浸泡后再上市。保鲜剂能抑制橘子表面的细菌、延长保鲜期，这虽然对果肉没有影响，但橘子皮上却难以避免会残留部分毒素。若用这样的橘子皮泡水代茶饮，对身体健康的损害是显而易见的。

不过，我们吃完橘子后，可以自己将鲜橘皮加工为陈皮。一般选取当年的净果皮阴干，装两层塑料袋，密闭保存一年，第三年使用效果最好。此时的陈皮不烈不燥，气味纯正浓郁，口感很好。做菜做汤随时放些，有明显的疏肝解郁、健脾化痰作用。

## 5. 乌梅——养肝阴的奇果

提到梅花，我们脑海中浮现最多的，应该就是它傲雪的风姿了吧。但是梅花的药用价值也是不可小觑的。梅花不仅花可以做药用，果实、叶、根、梗、核仁等都可以入药。其中，又以乌梅的运用最为广泛，乌梅是什么呢？其实就是青梅和黄梅经过烟火熏制成的食品，由于外皮呈黑褐色，便称它为乌梅。

乌梅多作为生津止渴的佳品来食用。大家都知道这样一个小故事：三国时期，曹操大军因天气酷热，没有水喝，人人口干舌燥，着实难熬。这时曹操用手一指，说前边即是梅林，将士们顿时想到了梅的酸味，于是人人口水长流，起到了"望梅止渴"的效果。的确，梅树的果实，无论是尚未成熟的青梅，还是已经成熟的黄梅，酸味俱浓，入口刺激唾液腺，引起唾液大量分泌。即使并未入口，因酸味形成的条件反射，也可引起唾液分泌，从而暂时止渴。

由于乌梅具有味酸的特点，而酸在中医看来是收敛的，所以固涩养阴的作用就非常显著了。酸、苦、甘、辛、咸这五种味道分别对应五脏，与人体健康息息相关。《黄帝内经》中就记载，"酸入肝，苦入心，甘入脾，辛入肺，咸入肾"。"酸入肝"是指吃乌梅这样的酸味食物或药物可以养肝。所以乌梅特别适于失眠的人，中医讲肝是藏魂的，人卧则血归于肝。肝藏魂，如果伤到肝之后，肝血就不足以养魂魄，所以肝病患者很容易失眠。这类人应该多吃点乌梅，乌梅"酸入肝"，是补肝血、敛肝阴的良药，而且还能加强肝脏的解毒能力，进而达到柔肝、调肝、养肝的功效。而且只有肝阴、肝血充足了，肝脏的各项生理功能才可正常发挥。

## 6. 红枣——养血补肝真"粥"到

什么东西具有"天然维生素丸"的美誉？相信很多人都知道答案。对了，就是它——红枣。红枣几乎是每个爱美女性的生活必需品，经常可以看见或听见这样一句话"一日吃三枣，青春不显老"。这应该就是对红枣补气养血、美容养颜作用最大的肯定了吧。

红枣是补气养血的圣品，同时又物美价廉。大家无须购买价格昂贵的补品，善用红枣就可以轻轻松松地达到理想的效果，所以它才会受到广泛的欢迎。食疗药膳中常加入红枣，其养生保健、养血补肝、美容养颜的功效甚佳。

另外红枣也是一味常用的中药，具有补脾益气、养血安神、生津液、解药毒、缓和药性的功效。中医很早就有用红枣组方的"养肝汤"来养肝排毒的方法。

红枣的食用方法有很多，蒸、炖、煨、煮均可，且不会影响它的功效。

下面介绍一下红枣粥的做法，食材很容易获得，做法也很简单。

材料：红枣 50 克，糯米 80 克，白糖适量，糖桂花少许（没有也可不放）。

做法：

① 将红枣洗净，用水浸泡 2 小时；糯米洗净，用水浸泡 1 小时。

② 把红枣、糯米放入锅内，倒入适量清水，先用大火煮沸后，改用小火煮成稀粥，加入白糖调好口味，淋上糖桂花，即可食用。

此粥具有补虚养血的功效，肝血虚容易导致失眠，多梦易惊，平时烦躁易怒等症状，所以出现这类症状的人不妨尝试一下红枣餐。相信它一定会产生意想不到的效果。

食用红枣时，有的人可能会出现腹胀、便溏的症状。这是因为，枣味甘甜，助湿生热，会加重脾虚的症状，就会出现腹胀、便溏的症状。所以，吃红枣也要分体质，不能一概而论。

## 7. 枸杞——想像它一样红润吗

一个女孩子，如果五官很漂亮，可就是皮肤色泽晦暗了些，想象一下会是什么效果呢？对，她的美丽似乎因此而大打折扣。而如果一个女孩子拥有白里透红的肌肤，即便她的五官不那么完美，相信看起来，她也是青春靓丽、明艳动人的。

所以好的肤色对于一个爱美的女性来说，真的是至关重要。那如果皮肤能够像枸杞一样红润，该是多么令人艳羡的一件事呀！下面我们就来了解一下枸杞，看看我们是否能够像它一样红润而有光泽。

枸杞子自古就是常用的营养滋补佳品，有延衰抗老的功效，所以又名"却老子"，也是一味较为常用的中药，我们都知道它色泽鲜红，味道酸甜。

枸杞中的维生素 C 含量比橙子高，β - 胡萝卜素含量比胡萝卜高，铁含量比牛排还高，是补肝之佳品，比其他动物肝脏补肝的作用还要强，一定有人觉得不可思议吧。而且枸杞性温，可以温胃，对肝脏效果尤佳。肝为血之源，肝充则血旺，血液充盈，皮肤才会红润有光泽，所以对于女性而言，常吃枸杞绝对可以起到美白养颜的功效。

枸杞作为药食两用的进补佳品，有多种食用方法。枸杞最好的吃法就是干嚼后咽下。不要高温煮，会破坏其中的营养成分。

枸杞子一年四季皆可服用，夏季宜泡茶，但要注意的是，枸杞泡茶不宜与绿茶搭配，冬季枸杞宜煮粥，它可以和各种粥品搭配，枸杞炖羊肉也是很适合冬天食用的。

下面为大家介绍一种简单的鸡蛋的煮法——红枣枸杞煮鸡蛋，鸡蛋本身具有很好的养阴滋补作用，配合大枣、枸杞，其补血养阴的效果更加彰显。

材料：枸杞子 15 克（15 克约 45 粒），大红枣 10 颗，鸡蛋 2 个。

做法：

① 将枸杞子、红枣、鸡蛋清洗干净，放入锅中。

② 加入适量水，开火。等鸡蛋煮熟后，从锅中取出去壳。

③ 将剥好皮的熟鸡蛋再放回锅中，略煮片刻即可。

## 8. 陈醋——降你血脂没商量

陈醋，降血脂的功用很显著，高血脂遇见陈醋，必定会被它拿下，决不允许讨价还价。但是一定要注意这里指的是陈醋。陈醋之所以区别于其他种类的醋，有一个重要原因，就是陈醋的酿造方法与众不同。

你是否已经有了高血脂的征兆？或者是已经受其困扰已久？那不妨去选购两瓶老陈醋吧，相信它一定会起到让你想象不到的神奇效果。

但是应当强调的是：因人、因地、因时，科学合理地食用才有利健康。绝对不要大量饮用，尤其是患有胃溃疡，且胃酸分泌过多的患者，更要避免食用。否则会使胃中的酸性加强，对胃黏膜造成损伤。吃羊肉时也不宜食醋，否则会削弱两者的食疗效果，并可产生对人体有害的物质。因醋有收敛之性质，在服用"解表发汗"的中药制剂，如复方银翘片、藿香正气片、羚翘感冒片、桑菊感冒冲剂、感冒清热冲剂等时，不宜吃醋。有些人将醋当成治病的"万能药"，是错误的，过度吃醋也有可能会破坏人体酸碱平衡。总之，"物无美恶，过则为灾"。

## 9. 大蒜——肉类的最佳拍档

我们都知道做肉的时候需要放大蒜，如果问为什么，我们可能会回答，为了调味。其实还有一个很重要的原因，是因为在各种肉类食物中，尤其是在瘦肉中含有丰富的维生素 $B_1$。维生素 $B_1$ 是维持人体能量代谢、心脏神经以及消化系统正常功能所必需的，但它极不稳定，在人体内停留的时间很短，人进食后往往很快就会随尿液大量排出体外。但庆幸的是，大蒜中含有的蒜氨酸和蒜酶结合后产生的大蒜素，能与肉类食物中的维生素 $B_1$ 结合生成稳定的蒜硫胺素，可使维生素 $B_1$ 的含量提高 $4\sim6$ 倍，而且能使维生素 $B_1$ 溶于水的性质变为溶于脂的性质，从而延长维生素 $B_1$ 在人体内的停留时间，提高维生素 B₁ 在胃肠道的吸收率并增强在体内的利用率。

这对尽快消除身体各部器官的疲劳，增强体质，预防大肠癌等都有十分重要的意义。而且，维生素 B₁ 可促进葡萄糖转变为大脑能量，使大脑更为灵活、聪慧，这对儿童及老年人都十分重要。所以，吃肉时吃蒜能达到事半功倍的营养效果。

因此，有人说："吃肉就大蒜，营养翻一番。"建议不存在胃病、眼病及阴虚火旺的人每天吃两三瓣大蒜，可以保护肝功能。大蒜中的微量元素硒，通过参与血液的有氧代谢，清除毒素，减轻肝脏的解毒负担，从而达到保护肝脏的目的。

值得注意的是：大蒜素遇热会很快失去作用，因此烹调时不宜久煮，只可大火快炒，防止有效成分被破坏。另外，大蒜并不是吃得越多越好，每天吃一瓣生蒜（约 5 克重）或是两三瓣熟蒜即可，多吃也无益。大蒜辛温、生热，过多食用会引起肝阴、肾阴不足，从而出现口干、视力下降等症状。

## 10. 甜食——让肝"欢喜"让肝"忧"

糕点、巧克力、冰激凌等，生活中形形色色的甜食大行其道。甜食的存在对于我们始终是一种诱惑。尤其是对女性而言，如果生活中没有了甜食的陪伴，一定有很多人会觉得生活失去了很多乐趣，甚至是黯然失色，了然无趣。但是过食甜食真的是危害多多。

世界卫生组织（WHO）曾调查了 23 个国家人口的死亡原因，得出结论：嗜糖之害，甚于吸烟，长期食用含糖量高的食物会使人的寿命明显缩短，并提出了"戒糖"的口号。但是近年来，中国人对糖的消耗量居高不下，吃糖的危害还没有被更多的人认识到。

吃糖过多可影响体内脂肪的消耗，造成脂肪堆积。日前，一位中年妇女在体检时发现自己患了脂肪肝，查明原因后，发现这位妇女尽管饮食较为清淡，但因日常生活中嗜吃甜食与淀粉类食物，以及缺少必要的运动，所以

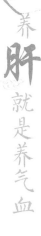

使肝脏因摄入过多热量而产生了脂肪肝。为此，相关医生表示，除了须用药物治疗外，少食甜食也很关键。

上述这位中年妇女会患有脂肪肝，与其过度食用淀粉食物以及甜食是有一定的关系的。大家总是认为低脂肪是预防脂肪肝的关键，实际上并不完全如此。因为当糖分含量过高的食物进入人体后，同样会转化为脂肪储存在体内。从这个角度来讲，高糖饮食和高脂肪饮食都可能是引发脂肪肝的隐患。所以淀粉类食物和甜食必须限量摄入。

另外，大家都会有一个误区：水果含有大量维生素，所以多吃多好处。其实这是错误的。大家认为好吃的水果，其甜分含量较大，而这些甜分或多或少地会转化为血糖。而现在的社会，脑力劳动体力消耗较低，升高的血糖无法被用掉，所以就会转化为脂肪储存在体内。而肝脏作为脂肪的加工厂，脂肪一多，肝脏最先遭殃，紧接着就是脂肪肝的到来。因此日常饮食中应选择苹果等含糖量较低的水果，所以要减少甜食的摄入量，如糖果、糕点、蜜饯、冰激凌、巧克力、奶油蛋糕、甜饮料等。

甜食可以吃，但一定要适量，不可多食。一般来说，甜食最好约占每天身体需要热量总值的 10%～20%，活动量低，就少吃一些，活动量多，多吃一些。而吃甜食的时间也是需要注意的。甜食不是任何时间吃都可以的。营养学家说，上午 10 点，下午 4 点是食用甜食的最佳时间。

为了免除脂肪肝的困扰，现在就行动起来，给予甜食足够的关注，绝不让它变成隐形杀手，来危害我们的肝脏。

## 11. 龙眼肉——养眼养肝两不误

龙眼肉又称作桂圆，可入药，因其种圆黑光泽，果肉突起呈白色，十分像传说中"龙"的眼睛，所以才得到这样一个名字。新鲜的龙眼肉质极嫩，汁多甜蜜，美味可口，实为其他果品所不及。

生活中，龙眼肉并不是罕见之物，大家也知道它是个好东西，作用多多，可你知道它具有养眼又养肝的作用吗？

龙眼肉，是补心血、健脾气的好手！养心血从另一方面来讲，也有补肝血的作用。所以，肝病患者失眠，可以食用龙眼肉，既可以养心安神、又可以健脾益气！

另外，视力下降、视物不清多由于肝血不足所造成，也可以多多食用龙眼肉以补肝血而养眼睛。

下面就介绍几种龙眼肉的简单做法，供大家尝试。

① 桂圆肉 30 克，加水 500 毫升煮沸约 10 分钟，加鸡蛋 2 个，白砂糖或红糖适量稍煮片刻即可食用。

② 桂圆肉 30 克，加入炖好的汤中煮 5 分钟，可煮出更鲜美的汤。

③ 桂圆肉 30 克，红枣 10 颗（去核），黑芝麻（炒）约 20 克煮沸 10 分钟，加红糖或白糖适量，鸡蛋 2 个，稍煮片刻食用。

若想要保护我们的肝脏和眼睛，不妨尝试一下。

## 12. 山药——和谐五脏的能量棒

山药为薯蓣的干燥根茎，药食两用。山药中含有皂苷、黏液质、胆碱、淀粉、糖类、蛋白质、氨基酸和维生素 C 等营养成分以及多种微量元素，且含量较为丰富，使它的滋补作用大大增强，可以称得上是和谐五脏的能量棒，是病后康复食补之佳品。

山药的保健作用可以体现在三方面：脾胃、肾、肺。首先，它健脾益胃、助消化的作用最值得一提，它含有淀粉酶、多酚氧化酶等物质，有利于脾胃的消化吸收功能，是一味平补脾胃的药食两用之品。不论脾阳亏或胃阴虚，皆可食用。临床上常用此治脾胃虚弱、食少体倦、泄泻等病症。

山药滋肾益精的作用也很显著，它含有多种营养素，有强健机体，滋肾益精的作用。大凡肾亏遗精，妇女白带多、小便频数等症，皆可

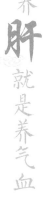

服之。

山药还有益肺止咳的功效，它含有皂苷、黏液质，有润滑、滋润的作用，故可益肺气、养肺阴，治疗肺虚痰嗽久咳之症。

除此之外，山药还具有降低血糖的功效，所以糖尿病患者也可以多多食用山药。

下面为大家介绍一种山药美味餐，即蜜汁山药。

主料：山药500克、枸杞子20克、白糖150克，植物油适量，桂花酱2茶匙。

做法：

① 戴上手套，将山药洗净，去皮，切成1厘米见方、5厘米长的长条，用水浸泡，避免氧化发黑，用之前捞出沥干，枸杞用水泡软待用。

② 锅中放入足够多的油（能没过山药），烧至七成热时，放入山药段用中火炸至稍稍变黄捞出，沥干油。

③ 将锅中的油倒出，洗净锅，放入适量的水（约100毫升），放入糖熬化。

④ 熬到糖水变浓像糖浆时，放入山药和枸杞炒匀。

⑤ 放入桂花酱炒匀即可出锅。

## 13. 酸奶——补肝又健脾

酸奶，对于我们而言实在不算陌生，我们习惯在两餐之间加一杯酸奶，但大家对它的好处可能了解的还不是很多，尤其是对它补肝健脾的作用更是不甚了解。

酸奶中的乳酸杆菌对肠道里的腐败菌有抑制和杀灭作用，使肠道呈现酸性环境，减少氨的吸收，降低肠道细菌对蛋白质的分解作用，预防因蛋白摄入过多而诱发肝昏迷的现象，亦可减少由其他毒素引起的中毒现象，因此饮用酸奶对肝病患者有很大益处。

朋友聚会，工作应酬，免不了要推杯换盏喝一些。但是，喝酒伤身，尤其对于不小心饮酒过量的人士来说，肝脏和肠胃健康将面对很大挑战。因此，如何护肝、护脾胃是饮酒人士的重要课题。为此，很多人都会选择有益肝脏的保健品和药物。其实，日常生活中的食品也同样可以帮助人们实现这一目标，其中酸奶就是很好的选择。

每天喝一杯酸奶，可以起到很好的护肝、健脾胃的作用。酸奶中的有益菌可以降低肝脏中引起肝损伤的酶的水平，从而减轻酒精带给肝脏的伤害。因此，常饮酒的人士一定要多喝酸奶。另外，如果准备要大喝一场，那么之前就可以喝一杯酸奶，让酸奶贴在胃壁上。这样，酒精的吸收速度就会减慢，从而间接起到保护肝脏的作用。但是这并非暗示嗜酒者就可以敞开肚子猛喝，适量饮酒、懂得节制才是保护肝脏的最根本方法。

酸奶一般人群均可食用，但胃酸过多之人，则不宜多吃；胃肠道手术后的病人、腹泻或其他肠道疾患的患者也不适合喝酸奶。

## 二、肝硬化患者的私房菜

得了肝脏疾病最关心的是什么问题，不同的人可能会给出不同的答案，但是有一个问题，一定是大家都关注的，就是得了肝脏疾病应该怎么吃，吃什么是对病情有益的。下面就介绍一些适合肝硬化、肝炎患者的食谱，供大家选择参考。

肝硬化患者的食谱是应该相当考究的。因为大多数肝硬化晚期患者都会有食管胃底静脉曲张和消化功能的障碍，而这个问题是相当严重的。一是如果消化功能不好，体内营养物质如白蛋白合成障碍，那么各种各样的并发症就会出现，像腹水、水肿等。二是吃下去的食物都要经过食管和胃，一旦有较粗糙的食物残渣刮破了曲张的静脉，那么后果不堪设想。所以，对于肝硬化患者来讲，饮食是第一重要的，在这个基础之上，我们再来考虑食疗的问题。

所以，食物质软肯定是第一位的了，像鱼刺、骨头等肯定是禁忌了。另外，就像苹果、黄瓜这类较脆的食物也是要加倍小心的，最好是打成泥或者上锅炒软后再食用。

因为，肝硬化患者白蛋白合成能力下降，所以，要多多摄入优质蛋白（肝性脑病患者除外）。像鱼肉、蛋清、牛奶及牛羊肉等红肉类。红肉可以炖成很烂的肉汤，吃肉喝汤。而蛋清的摄入不要吃煮鸡蛋，因为煮熟的鸡蛋也是比较硬的，可以煮鸡蛋糕或者鸡蛋汤。

极力向肝硬化患者推荐一种蔬菜：丝瓜。因为中医认为丝瓜有很好的通经活络的作用，所以久服可以软肝缩脾。根据肝硬化患者的情况，我们介绍几款菜谱。

## 1. 西红柿山楂炖牛肉

材料：牛肉（后腿）200克，胡萝卜200克，西红柿200克，山楂50克，红花6克，枣（干）15克，熟地黄6克，黄酒5克，大葱5克，盐3克。

做法：

① 把山楂洗净，去核，红花洗净，去杂质，红枣去核，熟地黄切片，牛肉洗净，用沸水焯一下，切成4厘米见方的块，姜拍松，葱切段。

② 把牛肉、黄酒、盐、葱、姜放入炖锅中，加水1000毫升，用中火煮20分钟后，再加入上汤1000毫升，煮沸，下入胡萝卜、山楂、红花、熟地黄，用文火炖50分钟即可。

## 2. 丝瓜瘦肉汤

材料：丝瓜 150 克，猪里脊肉 100 克，葱 1 根，姜 2 片，盐 1 茶匙（5克），白胡椒粉 1/2 茶匙（3 克），香油 1 茶匙（5 毫升）。

做法：

① 用料洗净，丝瓜切成块状，瘦肉切片。

② 煲内盛适量清水，材料一起放入，煮约 1 小时，可调味饮用。

## 3. 蛋仔鸡片时蔬粥

材料：大米 1/3 杯，鸡蛋 1 个，鸡肉 20 克，菠菜 1 颗，胡萝卜 1/5 根，香菇 5 个，豌豆若干，盐适量，香油适量。

做法：

① 大米洗净，入锅中煮，开锅后改用小火。

② 大米煮 15 分钟时，放入切好的鸡肉末；25 分钟时放入胡萝卜丁、香菇、豌豆和切好的菠菜，再次煮开。

③ 放入已经捣好的蛋糊并搅开，加盐调味，一两分钟后即可出锅。

## 4. 清炖鲫鱼汤

材料：鲫鱼 400 克，猪里脊肉 100 克，冬笋 20 克，香菇（鲜）15 克，料酒 10 克，大葱 10 克，姜 5 克，盐 3 克，味精 2 克，胡椒粉 2 克，鸡精 2 克，花生油 20 毫升。

做法：

① 将鱼刮洗干净，改刀，里脊肉切成片，香菇一开为二，笋切成薄片，葱姜切成大段。

② 将鱼入热水中氽一下，加少许料酒去腥味，待锅中浮沫变多时捞出。

③ 把鱼投入热油锅中，两面各煎片刻，再下入里脊肉煎至变色，随后依次加入葱、姜、笋和香菇，烹入料酒，再加入高汤，煮半小时。

④ 在煮好的鱼汤中加入精盐、味精、鸡精和胡椒粉，调好口味出锅即成。

## 三、脂肪肝患者的私房菜

随着人们生活水平的不断提高，高脂血症的患者也越来越多。那什么是高脂血症呢？有很多人可能知道答案。对，就是指人体血浆内的胆固醇或甘油三酯高于正常值。高脂血症是动脉粥样硬化、心脑血管病、脑梗死等病的危险因素之一，同时也是多种疾病的隐患。所以千万不能忽视了它的潜在危险。随着现代药理研究的进展，许多中药在治疗高脂血症中显示出独特的优势和效果。其中，泽泻颇受医药学者的青睐。

现代医学认为，泽泻是一种清除人体内血液及组织中污浊物质的良药。其通过干扰胆固醇的吸收、分解和排泄，即抑制食物中胆固醇和甘油三酯的吸收，影响体内胆固醇的代谢，加速甘油三酯的水解或抑制肝脏对其的合成，而发挥降低血清胆固醇、甘油三酯的作用。此外，泽泻尚具有一定的抗心肌缺血、降压、降血糖和抗脂肪肝等作用。因此，泽泻是一种广谱降血脂药，大家可广泛尝试。《神农本草经》描述泽泻为"久服轻身"，仔细想想，这种"轻身"就是将体内的多余油脂甩出体外。

所以，泽泻对于脂肪肝的疗效是非常明确的，薏苡仁也是利湿效果较为卓越的一味中药。另外芹菜也是脂肪肝患者的好朋友，有助于增加胃肠道的蠕动，将胃肠道的积滞排出体外。

中医将高脂血症的这种状态叫作"痰瘀互结"，而活血化瘀最厉害的非木耳和陈醋莫属了，大蒜也是降血脂的能手。恰巧的是，三者凑在了一起正好是一道好菜。对了！陈醋拌木耳。下面介绍几种脂肪肝患者私房菜的具体做法。

### 1. 泽泻降脂茶

材料：泽泻，绿茶。

做法：将二者混合打成细末，放入茶袋或者包在白纱布中，代茶饮。

### 2. 芹菜胡萝卜汁

材料：西洋芹 75 克，胡萝卜 300 克，柠檬汁 15 毫升，蜂蜜 1 大匙。

做法：

① 芹菜去除老叶后洗净；胡萝卜表皮以削皮器削除干净，切长条状。

② 将芹菜和胡萝卜交错放入榨汁机内榨成汁，加入柠檬汁和蜂蜜拌匀即可。

### 3. 陈醋芥末拌木耳

材料：木耳 20 克，绿芥末适量，陈醋适量，魔芋丝 60 克，香菜 2 根，盐适量。

做法：

① 把木耳泡发好，然后放到热水中焯一下备用，魔芋丝用清水冲一下。

② 调汁。在一个小碗里倒入适量的陈醋，挤入两厘米长的绿芥末放入

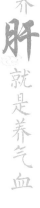

盐拌匀即可。

③ 将调好的汁倒入木耳和魔芋丝里放入少量的香菜拌匀即可。

陈醋和木耳这两味食材在降低血脂方面都是能手，同食更是相得益彰。但是还是那句话，要有度！

### 4. 绿豆薏苡仁粥

材料：薏苡仁 30 克，绿豆 30 克，薄荷 6 克，冰糖 15 克。

做法：

① 将薄荷用水煎约 30 分钟，取汁去渣备用。

② 将绿豆用开水浸泡后，用水煮至半熟。

③ 加入薏苡仁同煮至豆熟米烂。

④ 然后调入薄荷水及少许冰糖即成。

## 四、男士解酒保肝的私房菜

当今社会，喝酒有时候也是一种社会交际能力，能喝就什么事都不是问题，不能喝就啥都别谈。所以，很多不爱喝酒的男士就相当痛苦了。而爱喝酒的男士则可能导致脂肪肝缠身，下面就为大家介绍一些食谱，可以在喝酒之前或者之后饮用，起到解酒保肝的作用。

### 1. 葛花汤

材料：葛花、枳实、乌梅、橄榄、砂仁、茯苓、薏苡仁、赤小豆、生姜、蜂蜜。

做法：上述材料加水煎汤。

葛花主治饮酒过多，呕吐痰逆，心神烦乱等。《本草纲目》等称葛花"能解酒毒""解酒醒脾"。千百年来素有"千杯不醉葛藤花"之说。

喝酒前饮用葛花汤，可以提前在肝胃形成保护膜，可护肝养胃，酒后饮用可解酒，减轻醉酒程度。酒中饮用则可加快酒精分解，阻碍酒精大量进入血液循环，可以为健康保驾护航。

## 2. 冰糖梨汁

材料：梨（稍微大一点的），冰糖适量，蜂蜜适量。

做法：

① 把梨的上四分之一切下，将梨核挖出。

② 将冰糖弄成小碎块放在本来梨核的地方，加入一小勺蜂蜜。

③ 将上面的四分之一盖上，用牙签固定，放入炖盅。

④ 将炖盅放在电饭锅里炖，大概炖 80 ~ 90 分钟，等冰糖都融入梨中即可。

## 3. 蜂蜜柚子茶

材料：柚子 500 克，蜂蜜 250 克，白糖 100 克。

做法：

① 将柚子在热水中浸泡 5 分钟左右，并洗净擦干，热水控制在 65℃左右。

② 将柚子外面黄绿色的皮刮下，切成细丝，越细越好。

③ 将果肉剥出，去除核及薄皮，用勺子捣碎，也可以用手掰碎。

④ 将柚子皮、果肉和冰糖放入干净的锅中，加一碗水同煮，用大火煮到开锅时，改为小火，大约 1 小时后停火，晾凉。

⑤ 待黏稠的柚子汤汁冷却至 65℃左右时，放入蜂蜜搅拌均匀，装入准

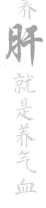

备好的空瓶中，饮用时温水冲调即可。

### 4. 香蕉酸奶

材料：香蕉 2 根，酸奶 500 毫升。

做法：

① 将香蕉去皮切成小丁。

② 取一半放入搅拌机中倒入酸奶搅拌成香蕉酸奶糊。

③ 把另一半香蕉丁放到杯子里，然后倒入香蕉酸奶。

④ 用巧克力刮刀在巧克力上取一些巧克力碎撒到酸奶上即可。

## 五、女士补血养颜的私房菜

　　女士爱美天经地义，但是由于工作的压力过大、电脑辐射过多、熬夜等原因，让现代女性憔悴不已。如何从饮食方面进行弥补呢？

　　气血对于女性来说，是相当重要的。因为只有气血充盛，才可以上承于面，使面色红润而有光泽。在补气补血这方面有卓越贡献的要数阿胶、当归、熟地黄、赤小豆、红糖了。而这些在实际生活中又是很好的食材，所以，这些食物做成的食疗方应该是相当受女性的青睐了。大多数女性都爱吃甜食，如冰激凌、糕点等，而这些表面美味的食物，却是高热量、高脂肪类食物，另外也会"助湿生痰"，所以，吃这些食物不如来点我们的补血养颜食疗方，既美味又养颜，一举两得。

### 1. 当归枸杞熟地黄粥

材料：当归 20 克，熟地黄 15 克，枸杞子 12 克，山药 15 克，糯米 50 克，冰糖适量。

做法：

① 将熟地黄、山药、枸杞子用纱布包好。

② 将纱布包与糯米同放入锅内，加水适量煮熬。

③ 待粥将成时，去药包加冰糖继续煮至米熟烂即成。

### 2. 红豆糯米糕

材料：糯米，红豆，猪油（色拉油也可），核桃仁（碎）。

做法：

① 将糯米洗好泡一天，用电饭锅焖熟备用；红豆煮熟后加砂糖和麦芽糖拌匀后，备用。

② 将红豆、猪油（或色拉油）均匀涂抹于容器内。

③ 将煮好的糯米取一半在容器内铺底抹平。

④ 在糯米上铺一层红豆。

⑤ 在红豆上撒上一层碎核桃仁。

⑥ 最后将另外一半糯米铺平，压实。熟后，倒出，切块食用。

### 3. 冰糖炖山楂

材料：山楂若干，冰糖适量。

做法：

① 将山楂洗净，用小刀挖去头和尾，在中间环切。

② 山楂放在干净无油的锅里，加水至和山楂一平，放入冰糖。

③ 大火烧开转小火煮 30 分钟，再转中火（我用了 20 分钟）收汁。

④ 煮好晾凉即可（如果煮得多，就放在无油干净的罐子里冷藏）。

## 4. 阿胶红糖枣包

材料：面粉 500 克，红糖水 220 毫升左右，阿胶枣 250 克（一袋）。

做法：

① 将面粉，打好的鸡蛋，耐高糖酵母，奶粉与红糖水混合，揉成面团。

② 将揉好的面团发酵。

③ 将发酵好的面团擀开，放入蜜枣，卷起。

④ 烤箱 200℃预热 5 分钟后放入烤箱下层烤 25 分钟。

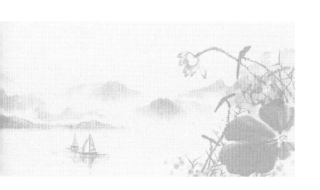

# 第五章

## 养肝四联法

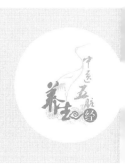

# 一、八常养肝法

## ——小动作有大道理

### 1. 头常梳——理才能顺

《素问·阴阳别论》中有云"脉有阴阳"，又云："三阳在头，三阴在手，所谓一也。"其意为，经络与天地万物一样，也分阴阳，作为输送人体气血的通道，经络可以说遍布全身，在《内经》中也称为"脉"。人体众阳经汇聚在头，众阴经汇集在手，因此我们在生活中非常注意对头和手的保健。

每次梳头，梳齿都会在头皮上滑动一定距离，这样头皮下的气血运行速度也比平常快了许多，这就是我们中医里常说的"行气活血"。其机理和推拿、刮痧相近。气血运行更加通畅，气血散布也就相应增多，被濡养的部位也会相应更加健康，面部得到足够的气血濡养，皮肤会更光滑细嫩，面色也会更红润，因此达到了保健与美容的双重目的。传说，名列中国古代四大美女之一的杨玉环嗜好梳妆，或许与此有很大关系。实际上头与肝脏在保健中是有内在关联的。

肝与头的关系：肝与头的密切关系主要在于气血。头为气血运行最为旺盛之处，而中医认为，"肝藏血""肝主疏泄"。所以我们才说，头部的气血运行与肝脏的生理功能能否正常有着非常密切的关系。

所谓"肝藏血"，是指肝具有贮藏血液、防止出血和调节血量的作用。在正常情况下，人体的血液绝大部分是运行不息的，但尚有一定量的血液由肝加以贮藏。当梳头达到行气活血的效果之后，肝脏也能更好地得到血液的濡养，正如《素问·金匮真言论》中有云"腹为阴，阴中之阳肝也"。正因如此，很多肝病患者喜欢右侧卧，由于重力作用会有更多

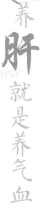
的血液濡养肝脏，起到保肝的作用。中医认为，"发为血之余"，而"肝藏血"，头发的养分都来自于肝脏，所以勤梳头有助于通行血脉，不容易产生白发。

再者，肝主疏泄，梳头的时候，有助于气机的调达、舒畅。因此，每日看似平常的梳头，对肝脏还是益处多多的。

另外，一年中尤其是春季每天梳头是很好的养生保健方法。《养生论》就说："春三月，每朝梳头一二百下。"春天里，大自然中阳气升发，万物萌生，而人体也顺应自然，体内的阳气向上向外升发，表现为代谢旺盛，生长迅速，毛孔舒展。一年里尤其是春季常梳头可以通达气血，宣发阳气，对于肝脏的保健非常关键。

气郁体质的朋友，最好每天早起都能以手指指腹从前发际梳到后发际一百遍。这样不仅能祛风明目，且能防止风邪入侵膀胱经而致头痛、恶寒、脖子僵硬的症状。


## 2. 齿常叩——补肾精以养肝血

叩齿，作为牙齿保健的最好方法，就是空口咬牙，是一种较常见的牙齿保健方法。现代医学认为这样可增加牙齿的自洁作用，发挥咀嚼运动所形成的刺激，增强牙体本身的抵抗力。

中医认为，齿为骨之余，主司嚼磨食物，以助消化，与骨同出一源。《诸病源候论》中就说："齿者骨之所终，髓之所养。"其意为齿由骨之余气积聚而成，并得到骨髓的滋养。肾与膀胱、骨、髓、脑、发、耳等相应，俱荣俱损，共同构成肾系统。

肾主骨生髓，"齿为骨之余"，常叩齿可以补肾养肝，"精血同源"。

古人认为齿健则身健，身健则长寿。据文献记载，1400年前梁武帝时的医家陶弘景，年过八旬，齿紧完好，身体健壮，他的主要健身方法就是叩齿。他认为"齿为筋骨之余"，叩齿则会筋骨健壮，精神爽快。唐代名医孙思邈主张"清晨叩齿三百下"。明朝有位长寿者叫冷谦，史载活了150岁，他的长寿经验就是："每晨睡醒时，叩齿三十六遍。"宋朝大诗人苏东坡也有叩齿健身的习惯，他曾说："一过半夜，披上上衣面朝东南，盘腿而坐，叩齿三十六下，当会神清气爽。"乾隆皇帝是清朝在位最久、寿命最长的皇帝，他的长寿秘诀之一也为"齿宜常叩"。古谚语曰："晨起，叩齿三百响，齿坚固。"人随着年龄的增长，身体各器官由成熟逐渐走向老化，其功能渐渐衰退，牙齿也不例外。对中老年人来说，牙齿的健康与否至关重要，切不可掉以轻心。

当我们叩齿，即上下牙齿相抵的过程反复进行时，实际上也是在健齿和健骨。《杂病源流犀烛·口齿唇舌病源流》中记载："齿者，肾之标。"牙齿由肾中精气所充养，肾中精气充沛，则牙齿坚固而不易脱落；肾中精气不足，则牙齿易于松动，甚至损坏脱落。牙齿健康与否成为肾健康与否的标志之一。叩齿能健齿、充肾精，故可健肾。

而补肾和养肝有什么联系呢？中医认为，肝肾同源，也称"乙癸同源""精血同源"。肝藏血，肾藏精，精血相互资生。《张氏医通》中说："气不耗，归精于肾而为精；精不泄，归精于肝而化清血。"讲的就是肾精化为肝血。而肾受五脏六腑之精而藏之，封藏于肾的精气，也需依赖于肝血的滋养而保持充足。肾精肝血，一荣俱荣，一损俱损，休戚相关。二者相互资生，相互转化，精能生血，血能生精，且均化源于脾胃运化的水谷精微，故我们中医常说"肝肾同源"，亦称"精血同源"。在非健康状态下，肝血不足和肾精亏损多可相互影响，以致出现头昏目眩、耳聋耳鸣、腰膝酸软等肝肾精血两亏之证。

因此，我们说常叩齿，可以补肾精，亦可以间接养肝血。

建议大家，尤其是中老年朋友和糖尿病患者能时常做叩齿保健运动。其全套动作如下：早起后，心平气和，心神合一，摒弃杂念，放松全身，闭目，口唇微闭，然后使上下牙齿有节奏地互相叩击，铿锵有声，次数不限。

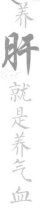

刚开始锻炼时，可轻叩 20 次左右，随着锻炼的不断进展，可逐渐增加叩齿的次数和力度，一般以 36 次为佳。力度可根据牙齿的健康程度量力而行。此为完成一次叩齿。同时建议能与吞津液配合使用，其效果非常好。

### 3. 津常咽——生津液以养肝阴

津液，此处指日常说的唾液，是谓"金津"，又称"玉液"，是人体正常水液的总称，是由饮食水谷精微所化生的、富于营养的液体物质。津液又泛指一切体液及其代谢产物。其中，"津"指津液中清稀流动性大的部分，功能以滋润为主，多分布于皮肤、肌肉、孔窍、血脉。"液"指津液中稠厚流动性小的部分，功能以濡养为主，多分布于骨节、脏腑、脑髓。"津"与"液"相对比，"津"偏阳性，"液"偏阴性。

"津常咽"是指经常吞咽唾液。很多人并不了解唾液对于人体的益处，作为津液的一部分，唾液濡养、滋润着食道和胃的表面一层黏膜。其道理与饭前喝少量汤水相近，起到润滑保护作用。如此，脾胃作为"后天之本"就能更好地消化和吸收水谷精微，其生成的津液被输送到全身各处。

津液的功能有三处与肝阴有关：一是滋润濡养。肝脏"体阴而用阳"，"阴为主，阳为用"，故输送到肝脏来的津液对于肝之本脏非常重要。

二是化生血液。津液是化生血液的基本成分之一，通过细小脉络渗入血脉之中，随即作为血液来到肝脏。肝为刚脏，且为藏血之府，非柔润不和，必赖阴血之滋养，方能发挥其正常的生理作用。

三是调节阴阳。津液作为热量的载体，在人体各处游走，并因外界温度的变化而出入人体。因此作为阴液的一部分，津液对人体的阴阳平衡起着调节作用。脏腑之阴是否正常，与津液的盛衰是分不开的。肝阴尤为如此。

实际上，唾液不仅对肝脏有益。在中医学中，认为唾液能滋养五脏六腑，现代医学研究证明，唾液中有许多与生命活动有关的物质。养生学家把唾液称之为"金津玉液"，同精、血一样，是生命的物质基础。《素问·宣明五气》曰："脾为涎，肾为唾。"唾液与脾、肾二脏密切相关，对人体健康长寿、摄生保健起着不可估量的作用。李时珍认为唾液有促进消化吸收，灌溉五脏六腑，滋阴降火，生津补肾，润泽肌肤毛发，滑利关节孔窍等重要作用。《红炉点雪》指出："津既咽下，在心化血，在肝明目，在脾养神，在肺助气，在肾生精，自然百骸调畅，诸病不生。"

从传统中医养生之道来看，完整的一次"叩齿吞津保健"，需要在上一小节中的牙齿叩击后，辅以"赤龙搅天池"。用舌在腔内贴着上下牙床、牙面搅动，用力要柔和自然，先上后下，先内后外，搅动 36 次，可按摩齿龈，改善局部血液循环，加速牙龈部的营养血供。当感觉有津液（唾液）产生时，不要咽下继续搅动，等唾液渐渐增多后，以舌抵上腭部以聚集唾液，鼓腮用唾液含漱（鼓漱）数次，最后分 3 次徐徐咽下（咽津）。

每当做时以 10 次为佳，一天当中早、中、晚各叩齿 10 次，多做更佳。其中早晨叩齿最重要，因为人经过一夜休息，牙齿会有些松动，此时叩齿既巩固牙龈和牙周组织，又兴奋了牙神经、血管和牙髓细胞，对牙齿健康大有好处。

现代医学证明，叩齿能对牙周组织进行生理性刺激，可促进牙周组织的血液循环，兴奋牙神经和牙髓细胞，增强牙周组织的抗病能力和再生能力，使牙齿变得坚硬稳固，整齐洁白。唾液同时能维持口腔的清洁，帮助浸湿、软化食物以利吞咽，其中含有的淀粉酶，对食物有消化作用。而免疫球蛋白、氨基酸、各种酶和维生素等物质能参与机体新陈代谢和生长发育，增强免疫功能。

## 4. 耳常掸——耳鸣的自我疗法

不要小看我们小小的耳朵，里面的学问可多着呢。耳朵分布了身体所有大大小小的器官的缩影。所以，对耳朵进行按摩是事半功倍的。

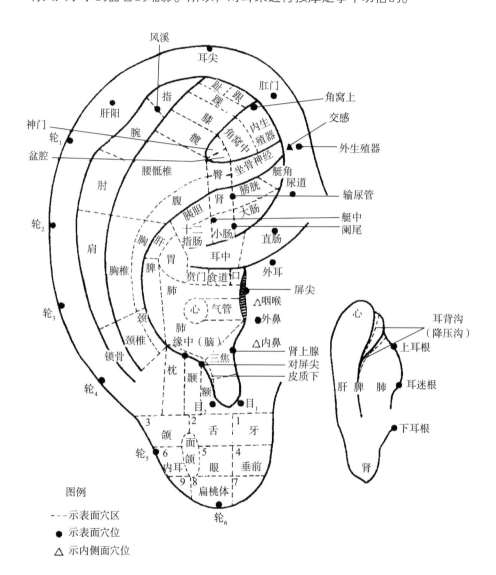

当户外天气不适合锻炼，或身体不适合强度锻炼时，我们可以在室内通过简单的保健手法，同样能达到锻炼身体、防病保健的目的。比如说，对

眼耳口鼻的保健推拿。

中医学认为，耳与脏腑如肾、肝胆、脾胃，与经络、腺体都有着很密切的关联。人体任何部位发生病变都可通过经络反映到耳郭相应的部位上。如果经常对耳进行按摩、拉引刺激，可促进血液、淋巴循环和组织间液的代谢，调理人体各部位及脏腑功能，达到健身强体、延年益寿的目的。

运动耳朵有助于打通全身经络。老年人经常对耳郭、耳根进行拉、摩、敲、搓、捏活动，可以刺激耳郭的末梢神经及微血管，使局部循环加快，并有助疏通全身经络，增强代谢功能，促进血液循环，对防治疾病、增强体质很有益处。下面介绍几种具体的手法。

**摩搓耳郭** 两手五指并拢，手掌心分别横置于两耳郭上，均匀有力地顺向脑后推摩，再倒向面部拉摩。倒向面部拉摩时手掌心将耳郭压倒并拉摩耳郭背部。一前一后为1次，共9次，摩搓后两耳郭以有热感最好。

**捏揉耳尖** 用双手食指、拇指指腹捏、揉、抖耳尖半分钟，有镇静、止痛、清脑等功能。

**捏弹耳垂** 以双手食指、拇指指腹捏揉双耳垂，为使耳垂发红发热，先轻轻捏揉半分钟，然后将其揪住向下拉，再放手。此法可促进血液循环，延缓老年性耳聋，减少耳鸣。

**牵拉全耳** 右手绕过头顶，以大指、食指夹耳尖向上牵拉左耳36次，左手亦同理。这样能够提高免疫系统的功能，促进颌下腺、舌下腺的分泌，起到保护视力、减轻咽喉疼痛、防治慢性咽炎等作用。

**双手扫耳** 用双手手掌把耳朵即耳郭向前推扫，紧接着回来时把耳郭向后推扫。此法可激活免疫系统功能，可醒脑、补肾、调和阴阳，增强抗病能力。

**手摩耳轮** 双手握成空拳，为使耳轮充血发热，以大指、食指捏揉耳轮并沿耳轮上下来回擦摩数十次，此法有保肝、补肾等作用。

**揉捏耳郭** 将两手大指、食指相对，分别从耳郭上端向耳垂呈螺旋形揉捏，反复数次。接下来，用两手食指按揉面部耳屏前的听宫穴，吸气时向上、向后揉，呼气时向下、向前按，一吸一呼揉按一圈，共9次。此法可以有效预防老年人耳鸣、耳聋等疾病。

**按摩耳屏** 以大指、食指指腹夹耳屏，按摩捏揉半分钟。然后用双手中指插入耳道口，指腹向前对准耳屏内侧，顺时针旋转2~3圈后，再逆时针旋转2~3圈再拔出，如此反复数次。此法具有调理气血、开九窍、益五脏、健美、抗衰老的功能。

## 5. 睛常转——目灵则肝健

睛，即目睛，眼睛。在《黄帝内经》中亦被称为"精明"。在今天这个快节奏的生活环境下，眼睛每天都在主动和被动地接受非常繁杂的信息。超负荷的工作使眼睛过于疲劳，也相应地耗损肝之精气。因此，保护眼睛，缓解疲劳对每个人都很重要。经常推拿眼周的各处腧穴，也就是做眼保健操，对每个人都是非常必要的。学生们每天都做的眼保健操对眼睛的保护作用是非常好的。但这并不是青少年的专利，无论哪个年龄段的人都是可以通过这种方式来保护眼睛的。

目由脏腑先天之精所成，为后天之精所养。目与五脏六腑均有关联，尤与肝的关系最为密切，其与肝、胆、筋、爪等共同构成肝系统，系统中的各部分处于俱荣俱损的关系。《素问·阴阳应象大论》称"东方生风，风生木，木生酸，酸生肝，肝生筋，筋生心，肝主目"，非常精辟地说明了肝、筋、目一脉相承的关系。运动眼睛之所以有助于养肝，也因为肝受血而能视。肝和，则目能辨五色，通过对双眼的按摩保健，使眼球得到更多的精血濡养。老年人可以通过给眼睛做运动，消除眼疾。

综上所述，在工作生活中，经常推拿眼周诸穴，可以缓解眼睛疲劳程度，保护视力，同时可以有效减少眼周皮肤的细纹，而最重要的是可以达到肝脏保健的目的。下面教大家一种简单的按摩方法。

具体做法是：快速对搓两手小鱼际十几次，轻闭双眼，将发热的小鱼际置于眼球上，从眼内眦向眼外眦熨 9 次，重复两遍。揉按眼睛至太阳穴，两手大拇指置于耳垂后，食指置于太阳穴，环指置于瞳子，食指、环指自内而外揉 10 次，以酸胀为限度。

## 6. 腹常运——气通则百通

在医学中，腹部有严格的界限范围，指躯干正面剑突以下至耻骨以上的部位。正常人腹部平坦对称，直立时腹部可稍隆起，约与胸平齐，仰卧时则稍凹陷。运腹气能使气通，气通则对肝脏实是有百利而无一害。

常说的"运腹气"，是指日常饭后，大家都会习惯性用手按揉胃部以及脐周各处，以使腹气通畅，有助于消化。而此处我们讲的已不仅限于饭后，还包括日常其他时间段。需要补充的是，运腹气时宜逆时针方向，因为这与小肠、大肠的蠕动和推动糟粕方向一致，这样还有助于治疗便秘。人们在揉腹的过程中，会使聚集在体内的郁气，得到有效疏解，因而在一定程度上，可以起到疏肝理气的作用。

腹部属中下焦，内藏肝、脾、肾、胆、胃、大肠、小肠、膀胱、胞宫，亦为诸经循行之处。这其中，以气机运行最为重要。关于气与血，中医认为，"气为血之帅"——气推动着血液的运行。如果气机阻滞，会出现血瘀。若气机紊乱，或气逆于上而血随气逆，或气陷于下而血随气陷。关于气与津液，气行则水行，亦同理，如果气滞或者气虚，可能出现水津失布而停聚，形成气痰结聚或水停气阻等病理变化。所以说，气通则百通。

这正适应了肝脏"喜条达而恶抑郁"的生理特性。"肝喜条达而恶抑郁"是指肝气宜保持柔和舒畅，升发条达的特性，才能维持其正常的生理功能，宛如春天的树木生长那样条达舒畅，充满生机。条达为木之本性，自然

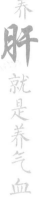

界中风木之属，其生长之势喜舒展、顺畅、通达，既不压抑又不郁遏，伸展自由。若腹气不通，则肝气升发不及，郁结不舒，表现为胸胁满闷、胁肋胀痛、抑郁不快等症状。

因此，常运腹气可使气通，气通则百通，肝气条达，还能治疗便秘。大家不妨经常尝试。

运腹气包括按揉腹部和推腹部两种形式。按揉腹部说的是将手掌停在腹部某个位置，以顺时针或逆时针方式（最好是逆时针方向），对该位置加以轻揉按摩。推腹时，可用手掌掌根，对腹部及周围进行由上而下的推送。晚上睡前操作，早晨起床后还可再加一次。

## 7. 肢常伸——筋舒则肝气条达

伸展四肢，可以舒展筋骨。中医里的"筋"，在五体包括现代所称的肌腱、韧带和筋膜。筋，主束骨而利关节，协助运动。所以我们日常伸展四肢时，同时也可使筋骨得以舒展。筋与肝、胆、爪、目等共同构成肝系统，各部分休戚相关。所以筋骨舒展，相应肝气亦条达舒畅。另外，经常伸展四肢，舒展筋骨，可以行气活血。因"肝喜条达而恶抑郁"，亦可使肝气舒畅条达。诚如《素问·阴阳应象大论》中所说"东方生风，风生木，木生酸，酸生肝，肝生筋，筋生心，肝主目"，筋与肝是相辅相成的关系。所以，平常多运动，伸展筋骨，对于肝脏的保健非常有益。

大家想要舒筋活血，可以做以下运动。比如单杠，正压腿，侧压腿，直腿弯腰手摸地，腿绷直后翘等。每天进行抻筋锻炼，一定会让人感觉浑身轻松，消除一整天的疲倦感。这种锻炼不仅仅起到了舒筋活血的作用，还可以预防抽筋、筋肉粘连等。而且它还是其他许多锻炼方式（比如跑步、易筋经、瑜伽、打球、游泳等）的最好的准备活动。

## 8. 肛常提——办公一族治疗便秘的最有效方法

肛门，古代又称"下极""魄门"，众所周知是排泄糟粕的器官。因为工作关系，很多人尤其是办公一族日常缺少必要的肢体锻炼，故多发便秘。这部分人也很苦恼，根本没有时间进行锻炼。其实这是个非常好解决的问题。而且用这一招，可以让你边办公边治疗便秘。这一招就是经常提动肛门。

经常提动肛门，可使肛门启闭趋于正常，同时协调着脏腑气机升降出入运动。故而中医有"魄门亦为五脏使"之说。脏腑气机是升降有度的，便秘的原因就是腑气不降。提肛运动可使肛门启闭正常并降腑气，有助于治疗便秘。

食物糟粕的正常排泄及肛门启闭有度，不仅有赖于肾气的调摄、大肠的传导、肺气的肃降、脾气的运化升清和胃气的腐熟降浊，最重要的是与肝气的疏通与宣泄等有着密切关系。因此，作为肝脏保健的一个辅助方法，提动肛门也是一个简单易行、效果显著的保健方法。

另外，提肛运动能改善局部血液循环，改善肛门括约肌功能，预防肛门松弛，对防治痔疮和脱肛颇有功效。

提肛的具体方法如下：吸气时，肛门用力内吸上提，紧缩肛门，呼气时放松。每次肛门放松、紧缩30次，早晚各一次。坐、卧、站立时均可，若能采取胸膝卧位（双膝跪姿，胸部贴床，抬高臀部）做提肛运动，则效果更好。

## 二、经络养肝法
### ——最便宜的养肝宝招

中医里最为人所熟知的词汇可能就是"穴位""经络""针灸"了。对于非中医专业的人士来说，这些概念都有点似是而非，模棱两可。经络，实际上是人体内运行气血的通道，包括经脉和络脉。"经"，有路径的含义，为直行的主干；"络"，有网络的含义，为侧行的分支。经脉以上下纵行为主，系经络的主体部分；络脉从经脉中分出侧行，系经络的细小部分。《灵枢·脉度》指出："经脉为里，支而横者为络，络之别者为孙。"经络纵横交错，遍布全身，是人体重要的组成部分。经络的作用一是联系脏腑、沟通内外，二是运行气血、营养全身，三是抗御病邪、保卫机体。它在我们人体内的作用就像我们的母亲河一样，用它的营养物质不断滋养着人体内的各个部分。任何一部分出现了问题——被阻塞或干涸，都会导致相应部分的异常。

通过针刺经络上的各种腧穴来治疗很多疾病，其效果大多立竿见影。所以中医领域中，治疗急性发作性疾病时，无论古代还是现代，我们第一时间用的还是针灸。在很多缺医少药的偏远地区，针刺仍然是非常行之有效，且成本低廉的治疗手段。

腧穴，就是我们俗称的"穴位"。可究竟"腧穴"是什么呢？为什么通过针刺这些特殊的部位，一些看似不相干的症状就骤然缓解了呢？其实，腧穴就是人体脏腑经络之气输注于体表的特殊部位，是对穴位的统称。腧，本写作"输"，或从简作"俞"，有转输、输注的含义，言经气转输之义；穴，即孔隙的意思，言经气所居之处。

人体的腧穴既是针灸的施术部位，又是疾病的反应点。腧穴与经络、脏腑、气血密切相关。《灵枢·九针十二原》中就曾记载："欲以微针通其经脉，调其血气，营其逆顺出入之会。"腧穴有三大主治特点：一是近治作用，是指腧穴具有治疗其所在部位局部及邻近组织、器官病症的作用，这是一切腧穴主治作用所具有的共同的和最基本的特点，即所谓的"腧穴所在，主治所在"。俗话说"远水救不了近渴"，意思就是就近解决是比较实在的。比如眼区周围的睛明、承泣、攒竹、瞳子髎等经穴均能治疗眼疾；胃脘部周围的中脘、建里、梁门等经穴均能治疗胃痛；膝关节周围的鹤顶、膝眼等穴均能治疗膝关节疼痛，阿是穴均可治疗所在部位局部的病痛。

二是远治作用，是指腧穴具有治疗其远离部位的脏腑、组织器官病症的作用。腧穴不仅能治疗局部病证，而且还有远治作用，即所谓的"经脉所过，主治所及"。十四经穴，尤其是十二经脉中位于四肢肘关节、膝关节以下的经穴，远治作用尤其突出。比如说，合谷穴不仅能治疗手部的局部病症，还能治疗本经所过的颈部和头面部病症。

三是特殊作用，是指某些腧穴具有双向的良性调整作用和相对的特异治疗作用。所谓双向良性调整作用，是指同一腧穴对机体不同的病理状态，可以起到两种相反而有效的治疗作用。人体是非常智能的，聪明到可以自己根据病情进行判断。比如说，腹泻时针刺天枢穴可以止泻，便秘时针刺天枢穴可以通便。实验也证明，针刺足三里穴既可以使原来处于弛缓状态或处于较低兴奋状态的胃运动加强，又可以使原来处于紧张或收缩亢进状态的胃运动减弱。内关穴可以治心动过缓，又可以治疗心动过速。此外，腧穴的治疗作用还具有相对的特异性，比如大椎穴退热，至阴穴矫正胎位等。

关于如何准确寻找穴位，也是有一定的方法的。我们知道，穴位也就是经络线上出现异常反应的地方。身体有异常，穴位上便会出现各种反应。这些反应包括：用手指一压，会有痛感（压痛）；以指触摸，有硬块（硬结）；稍一刺激，皮肤便会刺痒（感觉敏感）；出现黑痣、斑（色素沉着）和周围的皮肤产生温度差（温度变化）等。这些反应有无出现，是有无穴位的重要标志。在与肝脏最为紧密的三条经络线上用按压、捏皮肤的方法，若出现前述的反应，即可判断此点就有可能是最为有效的穴位。但脂肪肝的按压异常大概在期门穴、肝俞穴所在之处。以下几个穴位是肝经的要穴，肝病患者应掌握其定位和功能主治。

## 1. 大敦穴——清肝明目就按他

大敦穴是肝经上的首穴。我们知道肝经是和情绪密切相关的一条经络。

大敦穴作为"长兄"，修养很好，猝然临之而不惊，无故加之而不怒，和他的名字一样，性情敦厚，担负着让周围人和睦相处的责任。

"敦"在古代也指盛粮食的器皿，足踇趾皮肉丰实，就像一个土丘，里面藏着无数财务。大敦穴是肝经的井穴，井穴我们知道是经气汇聚的地方。足踇趾背部肌肉丰富，汗毛聚集，就好像水井和它外面茂密的草丛一样，给人水草丰美的感觉。大敦经期充盛，就好像井里的水，源源不断，滋润着周围的花花草草，所以称为"大敦"。

中封
太冲
行间
大敦

**穴位位置** 在足拇趾外侧趾甲角旁一分。

**主治疾病** 治疗疝气的特效穴位。《玉龙歌》曰："七般疝气取大敦。"《胜玉歌》曰："灸罢大敦除疝气。"此穴疏肝理气的作用最强，善治因气郁不舒引起的妇科诸症，如闭经、痛经、崩漏，更年期综合征。同时也是治疗男子阳痿、尿频、尿失禁的要穴。用指甲轻掐此穴还有通便之效。

## 2. 太冲穴——我的出气筒

太冲穴是足厥阴肝经的输穴和原穴。作为肝经的原穴，太冲穴与肝脏之原气有着密切关联。肝为人体非常重要的器官，而太冲穴犹如保护肝脏的将军，时时保护着我们的身体，而且是有求必应。当我们感到头晕脑胀，比如高血压，太冲穴会让我们神清气爽；当我们感到有气无力时，比如心脏供血不足，太冲穴会给我们补充气血；当我们心慌意乱时，太冲穴会让我们志定神闲；当我们怒气冲天时，太冲穴会让我们心平气和。他不怒自威，能量无穷。《难经·六十六难》就说："三焦者，原气之别使也，主通行原气，历经于五脏六腑。"三焦为原气之别使，三焦之气可输布全身，调和内外，宣导上下，关系着脏腑气化功能，而原穴正是其所流注的部位。所以肝经原穴太冲穴可以疏通气机，协助肝脏维持其生理功能，从而起到保肝的作用。

当出现以下几种情况时，会导致肝气郁结，气机阻滞：一是情志不舒；二是突然遭受精神刺激；三是病邪侵扰，致使肝失疏泄、条达。此时身体可能出现以下的部分症状：胸胁或小腹胀闷窜痛，情志抑郁或易怒，喜太息；或咽部异物感，或见瘿瘤、乳癖、胁下积块；妇女可见乳房胀痛、月经不调、痛经甚至闭经；舌淡红苔薄白，脉弦等。当遇到以上的部分症状时，我们通过指压太冲穴就可得到相应缓解。

**穴位位置** 位于足背，第1、2跖骨结合部之前凹陷中。

**主治疾病** 是治疗失眠的最佳穴位，同时也是治疗各类肝病的特效穴位。能够降血压、平肝清热，清利头目。发烧上火，太冲能去热；身体虚寒，太冲可增温；月经不调，太冲善调理；阳痿遗精，太冲能改善。慢性肝病的调理，太冲也是首选，同时还治咳喘、感冒和各种炎症。

**特效人群** 最适合那些爱生闷气、有泪往肚子里咽的人，还有那些郁闷、焦虑、忧愁难解的人。

**使用注意** 揉太冲穴，从太冲穴揉到行间，将痛点从太冲转到行间，效果会更好一些。

## 3. 行间穴——有火就朝"行间"发

行间穴是足厥阴肝经的荥穴。行间穴是清肝泻火的要穴，在《灵枢·顺气一日分为四时》有记载："病变于色者，取之荥。"《难经·六十八难》也说："荥主身热。"当有以下几种情况时会导致肝火炽盛，肝火上炎：一是情志不舒，气郁化火；二是嗜烟酒、辛辣肥甘之物，蕴热化火；三是邪热内侵，他脏火热累及肝脏。此时身体可能出现以下部分症状：头晕胀痛，面红目赤，耳鸣如潮，或耳内肿痛流脓，口苦咽干；急躁易怒，胁肋灼痛，不寐或噩梦纷纭，尿黄便结；或吐血、鼻出血、齿衄，舌红苔黄，脉弦数等。当身体出现以上症状中的一种或几种时，通过对行间穴的推拿，可以得到很好的效果。

**穴位位置** 位于足背，当第1、2趾间的趾蹼缘上方纹头处。

**主治疾病** 最善治头面之火，如目赤肿痛、面热鼻血等。眼睛胀痛掐此穴尤为显效。《类经图翼》中记载："泻行间火而热自清，木气自下。"还治心里烦热，燥咳失眠。因肝经环绕阴器，行间穴还善治生殖器的热症，如阴囊湿疹、小便热痛、阴部瘙痒等。对痛风引起的膝踝肿痛，点掐行间也有很好的止痛效果。

**使用注意** 按压此处，会产生强痛感。肝硬化、脂肪肝和酒精肝则用艾炷每天熏烤20分钟。

## 4. 足三里——强壮要穴，调治脾胃

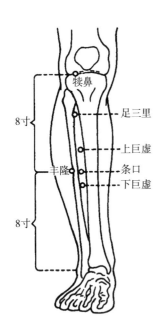

足三里穴是足阳明胃经的合穴和下合穴。合穴中的合字有汇合之意，说的是合穴位于肘膝关节附近，其经气充盛而入合于脏腑。《灵枢·顺气一日分为四时》中记载"病在胃及以饮食不节得病者，取之合"。因此饮食不节一类的疾病可取此穴。下合穴是指六腑（胃、胆、膀胱、大肠、小肠、三焦）之气下合于足三阳经的腧穴。《灵枢·邪气脏腑病形》指出"合治内腑"，充分概括了下合穴的主治特点。临床上六腑相关的疾病常选其相关的下合穴施以治疗。因此，本穴对于消化系统及脾胃功能的调理有显著疗效。

**穴位位置** 位于髌韧带外侧凹陷（俗称外膝眼）下3寸，胫骨前嵴外1横指处。需要补充说明的是，此处要用到同身寸，因为每个人身体比例不同，所以1寸在每个人身体上也有不同。受术者把食指、中指、环指和小指并拢，以中指中节横纹为标准，其四指的宽度作为3寸，即可在自己身上准确定位足三里穴。

**主治疾病** 足三里穴是人体的强壮要穴，益气养气，健脾补虚，扶正培元，同时还是肚脐疾病的常用穴，常用来治疗虚劳诸证。在用足三里穴强壮保健时常用温灸法。现代实验研究发现，按压患胃炎、胃溃疡或胃癌患者的足三里，可见胃电波增加，且胃癌病人不规则的波形变得规则。长期按摩足三里，还可以降低血脂、血液黏度，预防血管硬化，预防脑卒中发生。

**使用注意** 足三里穴的作用非常广泛。每天于两侧足三里穴各按揉30~50次，以酸麻胀为度。若能持之以恒，则对于脂肪肝的防治有极大的益处。

以上这些腧穴采用通常的穴道刺激法，如推拿、使用简单工具和艾灸。推拿刺激腧穴的方法，如用大拇指使力按压（即指压）、用拳头或手拍打、用大拇指和食指抓揉、以手掌抚摸、摩擦等。推拿在力道上的强弱也有讲究，发硬且酸痛的部位宜用大拇指用力按揉，柔软的部位宜用手掌轻压或用空拳轻敲。推拿刺激腧穴的时间也有讲究，一般是深吸一口气，在刺激腧穴时徐缓地吐气。在一个腧穴上反复刺激4~5次即有效果。

使用简单工具，比如以毛巾、刷子之类的物品摩擦皮肤表面，也是刺激穴位与经络的好方法。还可以动手制作牙签针（即将15根牙签绑紧成捆），来敲打穴位，直到穴位发红为止。

艾灸中常用的是温和灸、雀啄灸和回旋灸。温和灸，是指把艾条点燃的一头对准应灸部位进行熏烤，约距皮肤2~3厘米，使患者局部有温热感而无灼痛为宜，每处一般灸10~15分钟，至皮肤出现红晕为度。雀啄灸，与温和灸不同的是艾条点燃的一头与施灸部位并不固定距离，而是像鸟雀啄食一样，一上一下活动地施灸。回旋灸，又有不同，艾条点燃一头与皮肤保持一定距离，但需左右移动或是反复旋转地施灸，可以运用艾灸工具更安全。

## 5. 肝经——敲打肝经治大病

曾有一则报道：一位老人长寿活过100岁，究其养生之道，老人说："没什么，就是天天早起敲打两侧胁肋。"懂中医的一听就明白，两侧胁肋指的不就是肝经吗？

是的，讲了那么多肝脏的生理功能，最重要的一点就是气机的疏泄。而每天敲打肝经是最正宗的能够帮助肝经进行气机梳理的方法。难怪老人家活了这么大岁数。而且老人回答问题时的那份恬静、沉着，都是体内气血调达、阴阳平衡的状态。

具体做法：可以早起站在阳台，面朝花草，根据肝经的走行在体表的印迹，用两拳来回敲打。不要太过用力，我们的目的不是要多么用劲，而是要让经络畅通。最好配合深呼吸，调畅气机的同时，让肾更好地纳气。

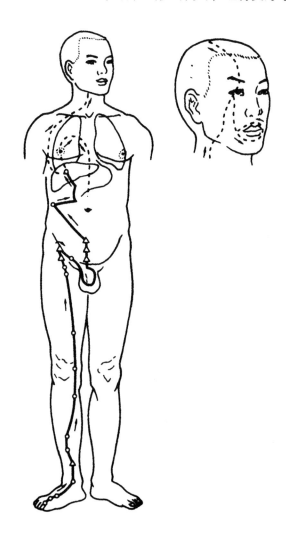

# 三、运动养肝法

## ——动一动，全身筋骨好轻松

众所周知，生命在于运动，对于维持健康的体魄，尤其是肝脏的良好状态，运动是非常重要的手段。事实上很多人都以"没时间"为借口，宁愿在家里看看书报、看看电视，也不愿意出去参加体育锻炼。还有一些朋友，之前往往没有考虑到自己的运动能力与兴趣喜好，却依据亲朋好友的运动经验或意见，盲目地决定了参与运动的类型与项目。开始运动后，这些朋友会出现身体上肌肉酸痛、身心疲倦、艰苦、无趣等负面的运动感受，并把这些当成了运动的全部内容。而肝病患者则尤其担心运动会对肝脏造成负担，而选择相对静态的养病方式。面对这种种的错误观念，大家真正缺少的或许是专业人士的引导和建议。下面我们专门探讨一下这个方面。

首先，我们要明白参与运动的必要性，了解其有病治病、没病健身的好处，进而享受到运动的乐趣。其次，我们要收集正确的运动参与信息，可透过书籍、电视、网络等渠道，以免收到错误信息和经验的误导。再次，为了能持续运动下去，大家最好能制定一些简单易行的短期目标，在身体承受强度范围内评价目标的实现状况。也可以和家人朋友、病友一起参与运动，在愉快的气氛中做很多趣味性高、安全性好的运动项目。最后，可以尝试把每天的运动感受和身体反应记录下来，作为身体保健的参考，或者病情治疗的参考，同时让自己从运动中找到成就感和愉悦感。下面介绍几种常见的运动方式。

## 1. 散步——长寿的捷径

很多都市白领女性每天把太多的时间交给了办公室。其实每天散步半个小时，对全身的血液、淋巴循环都非常有帮助，在排毒、助眠、增加活力等方面都有很大裨益。

散步使得血液循环得到改良，肌肉组织得到刺激，身体 pH 值维持在适当的范围内。通过散步，可达到排毒解压、锻炼身体的功效。而且它可以达到跑步 80% 的作用，也不容易伤到脚、踝等容易受伤的部位。老人们常说，"饭后走一走，活到九十九"，但是散步也得讲究方法。在饭后激烈行走，会给肠胃和心脏都带来不适。

建议大家每天散步半小时或一小时，身体感觉到微热即可。有肩周炎的女性可以在散步时大力摆臂，增强骨头节和胸腔活动。部分女性常在冬天为了美而穿得很少，落下腿病，可以尝试倒退行走，这种散步方法对肠胃功能紊乱的恢复也有帮助。

散步途中配合爬坡、攀登等可以锻炼心肺功能。有慢性胃痛的女性在散步中可配合按摩腹部的方法。午饭后缓行十几分钟，对于工作压力大的人群来说，可以很好地调节情绪，而这些在散步中就可以完成。

很多中老年人，特别是肝病患者，特别青睐散步这种锻炼方法。但如何才能从慢走当中得到最大的康复健身效果，又能避免不良反应呢？让我们注意一下以下几个细节：一是准备好合脚的软底运动鞋和不拘束的运动装。软底鞋可以缓解脚底压力，防止关节受损。二是准备一壶白开水，可适当加些糖、盐。白开水是最好的止渴饮品，而糖和盐可以分别预防低血糖和防止流汗过多而引起的体内电解质平衡失调。三是选择适当的天气、路线、时间，并在长走前做必要的准备活动。比如说，尽量避开潮湿、有大风或其他极端恶劣的天气。路线宜选人流少、通风、空气好的去处。长走首选每天太阳升起之后，下午 3 点也是上佳之选。长走运动不同于日常散步的运动强度，每周宜 2 ～ 3 次，每次最好不超过 2 个小时。需要补充的是，散步很适合轻症肝病患者，特别是对脂肪肝患者效果尤佳。

## 2. 慢跑——多种疾病的痊愈秘诀

慢跑，已成为治疗肥胖症、孤独症、忧郁症和虚弱症等众多疾病的重要治疗手段，这其中也包括治疗肝病。目前，很多国家都出现了慢跑热。

专业的慢跑有其标准的姿势，即两眼平视前方，肘关节前屈呈 90° 平行置于体侧，双手松握空拳。略抬头挺胸，上体略向前倾与地平面呈 85° 左右。双脚交替腾空、蹬地，脚掌离地约 10 厘米。全身肌肉放松，用轻而略带弹跳的步伐前进，上肢屈肘保持 60° ～ 90°，在身体左右侧平行地自然摆动。呼吸自然，鼻吸鼻呼或鼻吸口呼，必要时口鼻可同时呼吸。

以慢跑的标准姿势跑步，可以活动全身，锻炼效果显著。同时大家在慢跑中要注意：跑时躯体要保持正直，除微前倾外切勿后仰或左右摆动；肌肉及关节要放松；上肢要前后摆动，以保持前进时的动作及惯性，保证胸廓的正常扩张；尽量用鼻子呼吸，这样可有效地防止咽炎、气管炎；跑时脚的前半部先着地，蹬地时亦为前半部用力，而不能整个脚掌同时着地或用力，脚掌不应有擦地动作，否则会加大前进阻力，亦使脚掌疲劳、碰伤甚至使人摔倒；还要量力而跑，跑步过程中如遇头晕、胸部有紧束感、心悸气促及肝区胀痛不适等情况，切勿突然停跑，而要改跑为走，慢慢停止。若这种情况反复出现，要果断地改慢跑为走步锻炼，同样可达到康复运动效果。

慢跑时尽量避免关节过度屈伸，膝关节和踝关节处都要有缓冲，尽量做到对关节的保护。运动后体热汗出，这时切忌贪凉，如饮用冰饮、冲冷水澡、吹冷风等，均会造成对身体的损害；运动后大量出汗，消耗体内的水分，从而影响肝脏血液供应能力，所以在运动前 1～2 小时和运动中都要喝些水，但在运动中饮水不要过多，运动后还要有计划地饮用些液体，不要等到口渴才想起补充。

## 3. 太极拳——抗击肝病的法宝

太极拳是我国古代劳动人民在实践中创造并演化出来的体育运动。作为很高深的技艺，太极拳把我国传统的拳术、导引术和吐纳术三者结合起来，成为治病强身、增强体质、延年益寿的体育和武术运动，具有宝贵的医疗保健作用。在太极拳经典论著中，就有"详推用意终何在，益寿延年不老春"的记载。打太极拳就是调整阴阳的最好方法。"阴平阳秘，精神乃治"。

太极拳的特点是举动轻灵，运转和缓，用意不用力。其动作如行云流水，连绵不断。又如长江大河，滔滔不绝，"其根在脚，发于腿，主宰于腰，行于手指，由脚而腿，而腰总须完整一气"。

关于太极拳的作用有三点：

一是对神经系统的影响。太极拳讲求意境，舒体静心，摒除杂念，注意力集中，用意不用力，这些都是对大脑活动的良好训练因素。练拳的人常有这种感觉，即练时周身舒适，练后精神焕发，心情愉悦。这些是练拳者高度的情绪性与兴趣浓厚的证明。国外曾有医学专家说："提高了病人的情绪，就等于将病治好了一半。"这些都说明了太极拳对中枢神经系统起了良好作用。

二是对肝脏血管系统的影响。打太极拳时会牵动各组肌肉、关节，其有节律地均匀呼吸运动，特别是横膈的运动，能加强肝脏的血液及淋巴循环，减少肝内瘀血，是一种消除肝毒的良好方法。其要求深长均匀的自然呼吸，因为气沉丹田，就更好地加速了血液与淋巴的循环，加强了肝细胞的营养，改善肝脏的代谢过程，为肝脏受损组织修复和肝脏疾病的康复建立了良好条件。

三是对新陈代谢方面的影响。很多老年人的疾病是与新陈代谢的降低分不开的。坚持打太极拳，对降低血液胆固醇含量，预防和治疗脂肪肝有着良好作用。

## 4. 瑜伽——调理肝脏，慢生活

瑜伽一词原意是"结合""和谐"的意思，古代印度人修炼瑜伽意在追求自我和自然的合一，是动静结合、节能的有氧运动，可优化人的内环境，以适应生存的外环境，适合各种年龄段的人来练习。

瑜伽主要用于调理整体，提高人体的自愈能力，使全身各部分得到治疗。例如对肝病、高血压、心脏病、肥胖症、糖尿病、神经症、失眠、便秘、肩周炎、头痛、坐骨神经痛、神经衰弱、痛经、胃下垂等这些疾病都有很好的治疗效果。

对于肝病患者开始可先练简单的瑜伽姿势，只需要一小段时间和一小块舒适柔软的海绵垫或地毯。练习有氧运动姿势可使自己身体免疫力得到增强。关键是要记住：要循序渐进地进入这种状态，切不可使自己超出轻松舒适的范围。时间要求是一天中饱食后的 1~2 小时外的任何时间段。为求得效果，最好把下边这些动作作为日常基本练习，且至少练上 2 个月，身体先会变僵硬，坚持下去，身体会逐渐柔软起来。下面我们来介绍其中几个简单的动作：

### ◉ 用膝盖触头

平躺于垫子上，抬起一条腿，弯曲膝盖并把手放在小腿上，柔和地拉向身体，用头触碰膝盖。用另一条腿交替重复这个动作，记得要非常柔和。这个动作可以增强腹肌，加强脊柱部位的颈、腰和骶部的肌肉。

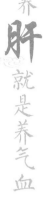

◎蛙式

坐在垫子上，两只脚掌并拢，双膝舒适地分开，抓住脚掌并轻柔地用头去碰脚。这样能增强骨盆部位的柔韧性，并抻拉大腿内部。这个动作可用于运动后的平静调整。

◎眼镜蛇式

在垫子上俯卧，腿脚并拢，双掌紧按于两肩旁，用背肌而不是胳臂使力，使背拱曲，眼睛能平视天花板，使肚脐被压向垫子。以这个姿势处于放松状态持续 10 ~ 20 秒，即可感受到背部的疼痛消失。最后非常缓慢地卧到垫子上，脸转向一侧，手掌向上，放松 20 秒以后再重复全套动作。

## 四、足疗养肝法
### ——由外而内的肝脏呵护

以前人们把去舞厅跳舞作为一种时尚，可现在人们的思想观念变了，追求健康成为新的潮流。现在很多人把去做足疗保健当作一种享受。那么足疗究竟有什么好处呢？足疗保健真的能治病吗？

足疗作为中医按摩的一个分支，一直流传至今，确实有独到之处。足部是人体仅次于心脏的关键部位。人的脚上有六十多个穴位，而且这些穴位与五脏六腑有着密切的关系，所以通过足疗保健，刺激穴位，从而实现给人体的五脏六腑做保健的效果。

下面就谈谈如何通过足疗保健养肝保肝。

选适合自身情况的配方中药，用适量清水煮沸后，将药液倒入脚盆内，最好的方法是用药的蒸气熏蒸足底部，待温后浸泡双足 30 分钟。蒸气熏蒸是通过蒸气使足部的毛细血管扩张，使药的有效成分充分地被人体吸收，通过足部的众多穴位，再经经络运行到五脏六腑，从而达到内病外治、上病下治的效果。

　　在药液中浸泡 30 分钟左右后，通过双手对足部反射区做自我按摩，使药物更好刺激足底穴位和反射区，通经活络，促进血液循环，调节神经系统，改善睡眠。坚持中药足浴足疗，能够改善新陈代谢，防治肝病。

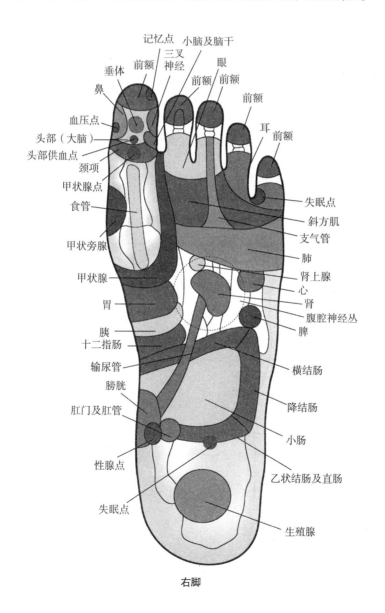

右脚

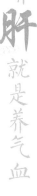

# 1. 慢性肝炎

◎ 足部药疗

组成：茵陈、赤芍、金银花各 30 克，党参 50 克。

用法：上药加清水 1000 毫升，煮沸 10 分钟后，将药液倒入脚盆内，待温浸泡双足 30 分钟，每日 1 次，每日可用 2 次。

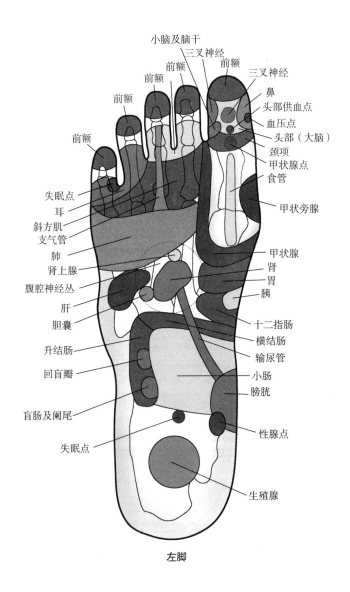

左脚

## ◉ 足部按摩

取穴：肾、输尿管、膀胱、腹腔神经丛、肝、胆囊、胃、胸椎。

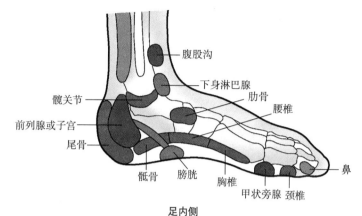

足内侧

操作：按压肾、输尿管、膀胱反射区各

3～5分钟；揉压腹腔神经丛、胃、胸椎反射区各3～5分钟，按揉肝、胆囊反射区各3～5分钟。按摩时患者以有得气感为度。每日按摩1次，每次按摩30分钟。10次为1个疗程。按摩后喝温开水适量。

## 2. 肝硬化

### ◉ 足部药疗

组成：虎杖30克，三棱、莪术、苏木各15克，芒硝50克。

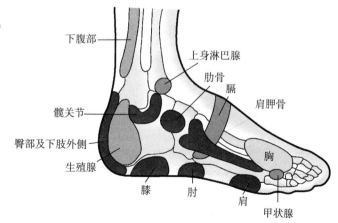

足外侧

用法：上药加清水1500毫升，煮沸10～15分钟后，将药液倒入脚盆内，待温浸泡双足30分钟，每日1～2次，每日可用3次。

第五章 养肝四联法

115

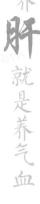

◉ 足部按摩

取穴：肾、输尿管、膀胱、肾上腺、腹腔神经丛、肝、胰、胆囊、上身淋巴结、下身淋巴结。

操作：用中、轻度手法刺激肾、输尿管、膀胱、肾上腺、腹腔神经丛反射区各3分钟；用轻度手法刺激肝、胰、胆囊反射区各5分钟；用重度手法刺激上身淋巴结、下身淋巴结反射区各3～5分钟。按摩时患者以有得气感为度。每日按摩1次，每次按摩40分钟。10次为1个疗程。按摩后喝温开水适量。

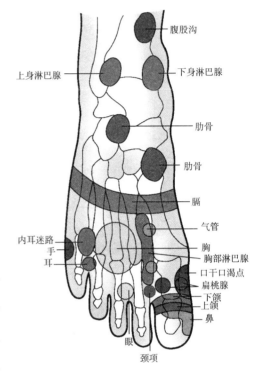

足背

## 3. 胆囊炎与胆石症

◉ 足部药疗

组成：金钱草、海金沙、龙胆草、金银花、蒲公英各30克，川楝子、延胡索、大腹皮各15克。

用法：上药加清水1500毫升，煮数沸后，将药液倒入脚盆内，待温浸泡双足30分钟，每日1～2次，10次为1个疗程。

◉ 足部按摩

取穴：肾、输尿管、膀胱、腹腔神经丛、胃、十二指肠、肝、胆囊、上身淋巴结、下身淋巴结。

操作：用中等力度手法刺激肾、输尿管、膀胱反射区各3分钟；用中、重度手法刺激腹腔神经丛、胃、十二指肠、肝、胆囊、上身淋巴结、下身淋巴结反射区各3～5分钟。按摩时患者以有得气感为度。每日按摩1次，每次按摩35分钟。10次为1个疗程。按摩后喝温开水适量，同时注意饮食有节，宜清淡低脂、低胆固醇饮食。

### 足浴四项注意

① 泡脚时间不宜过长，以15～30分钟为宜。其中，心脑血管疾病患者、老年人应格外注意，如果有胸闷、头晕的感觉，应暂时停止泡脚，马上躺在床上休息。

② 中药泡脚最好用木盆或搪瓷盆。水温不可太高，以40℃左右为宜。饭后半小时不宜泡脚。最好吃完饭过1小时后再洗脚。

③ 女性患者，在月经期间，不能刺激性腺反射区。有出血倾向或有血液病的患者，在进行足底按摩治疗的时候，可能导致局部组织内出血。进行足底按摩的时候应避开骨骼突起处及皮下组织较少的反射区，以免挤伤骨膜，造成不必要的损伤。按摩后半小时内患者应饮用温开水300～500毫升。

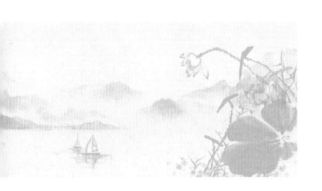

第六章

精神养肝法

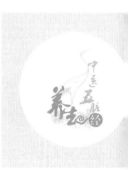

# 一、平和心态
## ——肝病的妙方

很多人谈肝病而色变。一旦被确诊得了肝病，尤其是病毒性肝炎，会不由自主地产生一些负面情绪，如焦虑、孤独、恐惧等心理。

病毒性肝炎是一种传染病，多发展成慢性肝病而迁延不愈，不易"断根"。因此肝病患者除需忍受疾病的痛苦外，还要承受来自外界环境与人际方面的精神压力，使肝炎患者有一种"离群"感。一方面怕自己的疾病传染给亲朋好友，或担心亲朋好友会因此疏远自己；另一方面又担心自己的病情加重，甚至有生命危险。从而使肝炎患者产生愤懑、抑郁、焦虑、孤独、恐惧、自卑等一系列心理状态。而有些患者在病情反复、再次发生类似问题时，或不以为然，或没有信心，不愿再严格按照医嘱去做，结果使疾病反复发作，疗效变差，康复更难。因此，学会在心理上、情绪上自我调控就显得非常重要。

人的一生中，没有人能够不生病。因此，如何使自己生病后尽快康复，便成了每个人人生中不可缺少的重要课题。马克思曾说："一种美好的心情要比十剂良药更能解除生理上的疲惫和病理上的痛苦。"中医养生经验告诉我们："平和的心态"是养生之关键。中医学认为：人有喜、怒、忧、思、悲、恐、惊的情志变化，亦称"七情"，"百病皆生于气""万病皆源于心"，《红楼梦》中多愁善感、忧郁伤身的林黛玉，就是一个很好的证明。

肝病患者首先要接受因肝病而失去一部分健康的事实，既不能盲目乐观，也不应惧怕抑郁、悲观失望，更不能自暴自弃，掉以轻心。其次，要适应环境的改变，勇敢面对，不逃避现实，不能因怕周围人会躲着自己，而不敢公开自己的疾病而贻误治疗，造成对机体健康的巨大损失，以愉快心情迎接每一天。再次，对外界环境的压力应有自我调控能力，

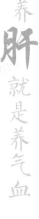
心理活动自如。调动自己的生理潜能、心理潜能、信息潜能、知识潜能、情绪潜能，使自己作为战胜疾病的主体，以最佳的身心状态接受各项治疗，以获得最佳效果。保持积极的生活态度，乐观向上的心理，使机体慢慢产生抵抗力。能处理好各种人际关系，顺其自然，获得康愈。

所以试着调试自己的心态，平和心态很重要。调整好自己的心态，保持积极、乐观的心情是治愈疾病的重要前提。心情偶尔阴沉没关系，但要相信明天会更好。

## 二、平息自己的脾气
### ——发怒是拿别人的错误惩罚自己

很多来就诊的肝病患者说自己的脾气很大，动不动就发火。其实是很小的事情，可自己就是压不住火气，明知道气大伤身，可还是控制不了。

中医认为：肝为刚脏，主升主动，内寄相火，依赖肝血的滋养能够发挥主疏泄的生理功能。假若一个人爱生气，易着急，伴有口干舌燥，口苦口臭，眼干目涩，头晕头痛，心烦失眠，女性可有乳房胀痛，月经不调等，往往预示着他肝火过盛。一旦形成这样的病理变化，就会形成恶性循环，越发火，肝火越盛；肝火越盛，越容易发火。二者是相互影响的。

西医认为怒伤肝的机制主要为交感神经兴奋性改变，血管发生舒缩性改变时影响肝脏血供及增加肝脏耗氧量，使肝细胞生理功能受到影响。如果是肝硬化患者可因门静脉压力升高而导致上消化道出血。

肝病患者易发怒，而发怒易伤肝，莫要让此成为恶性循环，加重肝病的进程。因此患者要尽量平息自己的脾气，发怒并不能解决问题，记住一句话"发怒是拿别人的错误惩罚自己"。明明是别人的错，何苦自己吃亏呢？更何况，有的时候，别人没有错误，只是你小题大做，把事态扩大化而发火，这样就更不值得了。而作为患者的家人、朋友更要理解、包容、谅解肝病患者，因为有的时候并不是患者本人的意愿想发火。日常生活中要注意自我情绪调节，用一颗平常心去对待周围的人和事，积极地面对不良情绪，合理地宣泄胸中的不快。患者更应该根据自己的性格、工作、喜好与生活环境学会"制怒、控怒"的方法。尽量避免大动肝火，保持平和的心态，充足的睡眠，合理搭配膳食，使之营养均衡，并积极配合医生的治疗，积极治疗可以缓解、稳定或治愈病情。要时刻保持乐观、积极的心态，让自己的生活和谐，充满阳光。

## 三、生闷气值得吗
### ——疏肝先抒情，情逸肝自舒

生闷气就是将对某人或某事的不满之情压抑于心，不予外露，又称"赌气""窝火"，是内在表现出来的生气。受了委屈、不满生闷气大约有两种对待方式：一种是"懒得说，爱怎么样就怎么样"，二是"不想伤了和气，不想深究，过去就算了"。明明气得不得了，在脸上，还要装作若无其事，极力保持着微笑，其实内心里早已是翻江倒海了，还不表现出来，自己压抑自己。

经常生闷气会造成肝脏的不适，肝气郁结。中医认为肝脏有疏泄的功能，喜升发舒畅，如因经常地生闷气，抑郁，郁怒伤肝，影响肝脏的气机升发和疏泄，就会引起肝郁的病症。其表现主要有两胁胀痛，胸闷不舒，且胁痛常随情绪变化而变化。肝气上逆于咽喉，使咽中似有异物梗阻的感觉；肝气横逆，侵犯脾胃，胃失和降而出现胃痛、呕心、吐酸水、无食欲；脾失于健运就会腹痛、腹泻。肝气郁结而致气滞血瘀，则胁部刺痛不移，或逐渐产生肿物。此外，如月经不调、神经官能症、慢性肝脏疾患、肝脾肿大、消化不良等病也常和肝气郁结有关。

生了上述疾病花钱不说还要受痛遭罪，想想看这样划算吗？生闷气值

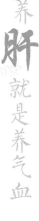

得吗？所以要学会"疏肝"，疏肝先抒情，情逸肝自舒。要保持心情舒畅、开朗和积极乐观向上的心态。《素问·四气调神大论》言"夜卧早起，广步于庭，披发缓形，以使志生。生而勿杀，予而勿夺，赏而勿罚。此春气之应，养生之道也。逆之则伤肝……"生活中要用宽容、平和的心态与人相处。少发怒，尤其要忌暴怒，以免怒气伤肝。要尽量使气机调畅，均匀呼吸，使气深沉吸入，徐徐而出。要经常远眺以宁心调神，避免嘈杂拥挤的场合，还可以唱歌来抒情，选择空旷而又悠扬嘹亮一些的歌曲，不要唱那些怀旧、伤感的歌曲。

与人交往并不是总是能和睦的，如果有不开心的事情一味去生闷气，对方就永远也不知道你心中所想的东西，而有时候吵吵架、闹闹情绪也并不一定都是坏事，但要有度。所以要生气也得生个清楚的气，在人面前表现出来，让别人知道你不高兴。遇事要积极地去解决，不要总觉得命运对自己不公，老是让自己感到痛苦。如果每个人遇到问题时，不是在那儿怨天怨地地闹情绪，而是开动脑筋想办法，或者主动的与值得依赖的亲朋好友谈一谈，让别人从不同角度去启发你，这样可能你的心里就豁然开朗了。

## 四、肝郁患者的妙药
### ——晨起面对镜子自娱自乐

肝郁，即肝气郁结之证。多由情志抑郁，气机阻滞所致。其表现有两胁胀满或窜痛，胸闷不舒，胃脘痛，呃逆，吐酸水，食欲不振，腹痛、腹泻等表现。对人的身体危害极大，特别对于爱美的女士，是美容的大敌。它会令天生丽质的女士过早地长斑，而且随着时间的推移，还可能有月经和乳腺等诸多问题，有的女士还患有剧烈的偏头痛。"百病皆从气生"，为了美丽，劝你一定要学会自娱自乐，远离愤怒、忧愁、恐惧等诸多负面情绪。晨起面对镜子自娱自乐，无疑是一剂妙药。

一年之计在于春，一日之计在于晨。我们每天起床后，洗漱都照镜子，如果镜子里的你是一副愁眉苦脸、面容惨淡的面容，相信你一天的心情都不会太好，而且给别人的感觉也不会太好；相反，镜子里的你笑容满面、神采奕奕，一天的心情也会随之飞扬。学会在镜子里做些小动作，挤挤眉，动动眼，做些平时不做的动作，相信你的心情也会随之喜悦和明朗。以快乐的心情迎接新的一天。

生活就是一面镜子。你对它笑，它就对你笑；你对它哭，它也对你哭。所以要让镜子里有个快乐的你。生活就是你看到的那个样子。如果你总是自怨自艾，生活就会黯淡无光；如果你总是心怀美好，生活就会阳光灿烂。你要是怀揣着梦想，梦想就会向你靠近；你若是老想着倒霉的事，倒霉的事就会随你而来。决定一个人心情的，不在于环境，而在于心境。正所谓"心中有绿意，满目皆是春"。只要心怀美好，三步之内，皆为美景。只有以豁达的态度对待人生，才会保持良好的心境，人生就会充满快乐和幸福。生活不是缺少美，而是缺少美的发现。生活不是没有快乐，而是缺乏对快乐的感悟和体验。学会照镜子，展现自己快乐、活泼的一面，给自己的生活增添着乐趣，何乐而不为呢！

## 五、慢性乙肝患者
### ——善待自己，消除自卑

慢性乙肝在我国几乎是人人尽知的传染病，对周围人群具有传染的危害，容易反复发作，迁延难愈，甚至易发展为肝硬化、肝癌，以至于视乙肝为"洪水猛兽"。而目前社会上存在着乙肝患者被歧视的现象，一些单位只要体检发现乙肝病毒感染者，就要辞退；一些学校甚至拒绝乙肝孩子入学。因此，肝炎患者较其他疾病患者更容易产生自卑心理。他们怕别人歧视，怕别人异样的眼光，怕别人疏远自己而不敢说自己的病情，甚至带病上班，延误治疗时机。对疾病、对生活、对一切都失去信心，甚至绝望。

因此善待自己，消除自卑心理是治愈、战胜疾病的前提。患者要有这样的认知：患有乙肝并不是什么可耻的事情。既然已查出患有肝病，患者应以坦然的心态处之。乙肝虽说是一种传染病，但日常接触基本不传染乙肝病毒，乙肝病毒主要通过血液传播，不通过消化道感染。患病后不要一味地躲避，向你的亲朋好友讲解相关知识，建议健康人群注射乙肝疫苗，消除对方的误解和恐惧，同时要坦诚自己作为病毒携带者，对方应注意隔离的事实，让大众和社会理解和接受你，不再排斥你。最后，积极的治疗，可以延缓疾病的进程，相信随着医学技术的不断进步，总有治愈的希望。

## 六、肝癌患者

### ——积极乐观，以提高生存质量，进而延长寿命

肝癌是仅次于胃癌、食道癌的第三大常见恶性肿瘤，初期症状并不明显，晚期主要表现为肝痛、乏力、消瘦、黄疸、腹水等症状。患者在得知患有肝癌时，犹如晴天霹雳，世界末日，自暴自弃，无法正确看待肝癌。肝癌绝非什么不治之症，所以肝癌患者一定要树立信心，积极乐观，配合治疗，争取达到最好的治疗效果。很多来诊的患者，有的愁眉苦脸，自怨自艾，经过治疗不但没有好转，反而逐渐进展加重；而一些患者，心态很好，积极的生活，积极的工作，疾病不断好转。治疗效果和病情变化受到心情的影响非常大。有的肝癌患者善于调节自己的心情，在感情维护和生活环境中都能乐观的面对，能够积极地去避免不利于病情好转的因素。这种患者的病情往往更容易得到控制。而有的肝癌患者整日郁郁寡欢，内分

泌和精神状态都严重失调，治疗效果也相对的不理想，病情逐渐恶化。

所以，肝癌患者的心态是很重要的。快快乐乐是一天，悲伤痛苦是一天，何不快快乐乐的生活！积极乐观，然后从生活的点点滴滴着手，不断提高自己的生存质量，进而延长生命！

## 七、肝硬化患者
### ——善待自己，善待他人，肝功能必能改善

肝硬化是一种常见的慢性肝病，是由一种或多种原因引起肝脏慢性、进行性、广泛性损害，导致正常的肝细胞破坏，并在此基础上出现的肝功能损害与门静脉高压的临床表现。肝硬化分为代偿期和失代偿期，代偿期肝硬化症状不明显，但化验检查肝功能大多异常，失代偿期肝硬化往往出现门静脉高压、腹水、肝性脑病、感染等并发症，患者多不能进行正常的工作。

肝硬化患者往往一旦明确病情后，就处于消极、紧张、急躁、忧郁、悲伤、恐惧等不良情绪中，尤其是失代偿期肝硬化患者。中医称人的喜、怒、忧、思、悲、恐、惊为七情，七情通于五脏：喜通心，怒通肝，悲通肺，忧思通脾，恐通肾，惊通心肝。凡消极、紧张、急躁、忧郁、悲伤、恐惧等情志变化均可以损伤五脏，特别是对自己所患"不治之症"的恐惧忧虑心理，往往能促使或加剧病情向不好的方向发展。相反，如果保持开朗乐观的思想情绪，将有利抗邪能力的提高，促进疾病向好的方向转化。

因此，患者要有"既来之，则安之"的心态，正确认识疾病，用坦然的心态面对疾病，善待自己，同时善待他人。既要重视疾病，积极配合治疗，又不能对疾病过分担忧或者对疾病采取置之不理的态度。在生活上注意细节，尽量避免传染给他人，给他人增加思想负担，鼓励家人、朋友检查乙肝两对半，及早注射乙肝疫苗，并确认产生了表面抗体获得成功免疫。合理安排生活、工作、学习，适当休息，切忌过度劳累，勿

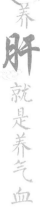

饮酒。注意饮食，营养平衡。失代偿期，适当的高蛋白、高热量、高维生素的易消化食物有利于肝脏的修复，但不必过分强调高营养。在肝功能正常时，宜注意高蛋白、高维生素及低脂肪饮食，荤素搭配，多吃蔬菜、水果、肉类、蛋奶、鱼贝等。对于出现失代偿期肝硬化患者宜适当控制高蛋白食品的摄入。良好的心态对控制疾病、延缓疾病十分重要，应保持良好的心态，豁达的胸襟，以积极和谐的态度处理好与家人、同事和朋友的关系。只有这样，才能调动人的主观能动性，提高机体的免疫功能，有利于控制与战胜疾病。每一位肝硬化患者都应善待自己，善待他人，积极面对生活，肝功必能改善。

## 八、平稳度过更年期

### ——好心态，多运动，好生活

"更年期"这个词对于我们来讲并不陌生，我们也常把那些爱发脾气，喜怒无常的人说成是更年期到了。但更年期到底是怎么回事呢？西医认为，更年期是由于人到了 40 岁之后，身体内的各种激素水平开始明显下降，但我们的身体一时间无法适应激素水平的突然改变，所以就会产生潮热和盗汗、失眠、健忘、关节痛、焦虑、易怒、心悸、皮肤及阴道干燥、性欲降低等各种各样的症状。而且，并不像我们认为的那样，只有女性有更年期，男性也同样有更年期，只是由于社会、工作环境等的不同，男性的更年期表现得更加隐秘，所以往往更容易被忽视。

中医认为，更年期产生的诸多症状多属肝气郁滞。现代人生活和工作的压力都比较大，老话说："人生不如意事常八九"，所以，肝郁气滞也就比较常见。

由于更年期的产生一定程度上受个人生活、工作经历及社会关系的影响，所以，一部分人可以平稳地度过更年期，而有一部分人的更年期症状则要持续相当长的一段时间，几年甚至更长。这样就会严重影响日常生活。那么，怎样才能平稳地度过更年期呢？

首先，调节情志，调整心态。要学会接受衰老是人的正常生理状态，只有从心理上接受，心态才能平和。中医认为，百病皆生于气，所以条畅情志，至关重要。其次，走到室外，沐浴阳光。有研究表明，经常晒太阳的人，他们患抑郁症的风险明显低于那些经常待在室内的人。经常沐浴阳光有助于减少悲观情绪，所以，阳光明媚的日子，不妨约上三五个好友，一起去晒晒太阳。

然后，就是多参加运动，运动是缓解压力，消解抑郁的好方法，中医认为，运动可以调节气机，气机顺了，心情自然就好了。运动的方式和运动量应该依据个人体质量身制定。一般选择慢跑、太极拳、瑜伽等。目的在于锻炼体力和增加柔韧性，保持骨骼、肌肉、关节功能，促进代谢，提高思维敏感性。现代很多人都热衷于去健身房挥汗如雨，但是如果条件允许最好还是能把运动放到户外，放到大自然，因为户外的运动比室内的运动更有益于调节情绪。

最后，尽量忌烟禁酒，少喝咖啡，多吃谷物、蔬菜、水果，适当补充维生素和钙。如果更年期的症状严重影响日常工作和生活，那么你就需要请医生来帮忙了。

不管哪种方式，都希望大家能够平稳地度过更年期。

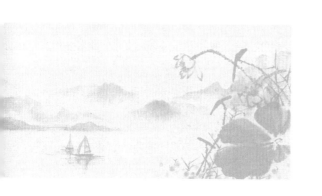

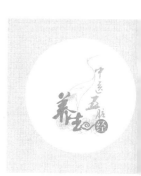

# 第七章

## 细节决定肝健康，生活中的保肝学问

# 一、把持住自己的酒杯

## ——干杯，肝悲

在中国，酒文化一直盛行，绵延至今，婚丧嫁娶、生日庆典、朋友聚会，酒是必不可少的，而中国人的好客，在酒席上发挥得淋漓尽致。敬酒时，往往都想对方多喝点酒，强喝硬灌，似乎又是一大特色，友情至上、哥们义气，看似酩酊大醉方显英雄本色，结果饮酒过度，形成脂肪肝、酒精肝，长此下去多发展为肝纤维化、肝硬化。而近年来慢性嗜酒者也日益增加，酒精肝患者也相应增加，统计显示，70%的嗜酒者患有脂肪肝；35%的酒精性脂肪肝可演变为肝纤维化；15%以上可转化为肝硬化。

人们常说"饮酒伤肝"，究竟是怎么伤肝的呢？酒精进入人体后，除通过呼吸、尿液、汗液排出外，绝大部分在肝脏内代谢，酒精可破坏肝细胞膜，进一步可造成肝细胞和毛细胆管的炎症，使血中谷氨酰转肽酶（GGT）升高。酒精对肝脏的损害随着饮酒量和时间的增加而逐步演变，按照"酒精性脂肪肝、酒精性肝炎、酒精性肝纤维化、酒精性肝硬化"的过程逐步进展。酒精不仅能使健康人喝成脂肪肝或肝硬化，还会加速乙肝、丙肝等病毒性肝炎转化为肝硬化的进程。而有的人说"我隔三岔五喝一回，没什么事"，真的没事吗？一般男性肝脏的承受能力是每天40克酒精，女性则更为敏感。饮酒超过肝脏负荷，就会危害肝脏健康。还有，过量饮酒不仅危害个人及后代健康，也带来了严重的社会及医学问题。要是喝到假酒更是危害巨大。因此，把持住自己的酒杯，莫要让干杯，变成肝悲。

## 二、防腐剂
### ——肝脏不欢迎你，管住口

防腐剂是指天然或合成的化学成分，主要用于加入食品、药品、颜料、生物标本等，以延迟微生物生长或化学变化引起的腐败。防腐剂作为重要的食品添加剂之一，在老百姓日常生活的食品中大量存在。如酱油中一般含有防腐剂苯甲酸钠；面包和豆制品常常添加防腐剂丙酸钙；酱菜、果酱、调味品和饮料中常加入山梨酸钾等。防腐剂究竟对人体有害吗？从一般意义上来讲，食品防腐剂能抑制微生物活动，防止食品腐败变质，从而延长食品的保质期，有时也可以防止食品中毒的发生。绝大多数食品想要长期保存，都需要添加防腐剂，而我国批准了32种允许使用的食品防腐剂，且都为低毒、安全性较高的品种，已证实对人体不会产生任何急性、亚急性或慢性危害。但事实上，目前使用的防腐剂大多是人工合成的，有的并未按国家规定的量添加，而是超剂量、超范围使用；使用过期、劣质的食品添加剂、使用有害的"非食品添加剂"的化工原料等，有些防腐剂甚至含有微量毒素，如许多防腐剂都属于酸性物质，使用太多的酸性物质会直接增加机体的酸度，也会导致人体内碘、铁、钙等物质过多消耗与流失，长期过量摄入势必会对人体健康造成一定的损害。

消费者在选择食物时，应当掌握一些有关食品防腐剂的常识。在选购食品、饮料时，尽可能购买有信誉、质量信得过的企业生产的产品，因为这些厂家在产品中使用防腐剂时往往能严格执行国家标准，标注也往往更真实；而有一些中小企业在产品说明或广告中所宣称的"本品绝对不含任何防腐剂"以期吸引消费者眼球，鱼龙混杂，坑蒙消费者。提醒广大消费者在选购"不含防腐剂"食品时敬请认真辨别。

据有关专业人员介绍，目前市面上很多标有"不含防腐剂"字样的食品还是含有一定量的防腐剂的。对于儿童、孕妇等特殊人群，在食品的摄取方面应该给予高度重视，不要给他们食用那些过多使用防腐剂的食品，以保障他们的身体健康；同时要避免长期吃含同类防腐剂的食品，以免防腐剂累积危害健康。有的时候，总能看见年轻的孩子们拿着各种各样、颜色鲜艳的包装食品而不愿意摄入新鲜食物。这样有漂亮包装的食品都是含有大量防腐剂的，对身体的发育没有任何好处。

含大量防腐剂的食物我们不欢迎你！

# 三、美丽的搭配

## ——五色食物皆养肝

俗话说"民以食为天"，合理的饮食是健康的基础。合理的膳食，对于身体健康往往比药物治疗更为有效，而且更安全。中医认为人有五脏，五脏与五行相合，五行即我们常说的木、火、土、金、水，五脏即肝、心、脾、肺、肾，五色合五脏，引申出五色为青（绿）、赤（红）、黄、白、黑。五色五味入五脏，五色食物不仅可以补充我们人体所需的营养物质，而且还可以治疗不同的疾病，也能保护我们的健康。所以我们日常饮食要注意五色五味的合理搭配，杂合而食，不可偏颇。保持每餐都吸收到五色的食品便可做到五行相生，从而达到调理脏腑的目的，从而保持脏腑健康。

### 1. 绿色食物养肝

五行属木，入肝经。养肝首推绿色蔬菜，它们多具有疏肝功能。绿色蔬菜不仅可以维持人体的酸碱度，而且提供大量纤维质，有助于清理肠胃，

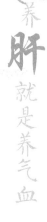

担负着肠胃"排毒剂"的角色，起着为人体肠道"清道夫"的作用，而且绿色蔬菜还是钙元素的最佳来源，补钙无疑选择绿色蔬菜为最佳。

### 2. 红色食物养心

五行属火，入心经。如胡萝卜、红薯、番茄、红枣、山楂等。这类食物具有益气补血和生成血液的作用，以养肝体、补肝血。而且红色食物具有极强的抗氧化性，可以保护细胞，具有抗炎作用，还能为人体提供蛋白质、无机盐、维生素以及微量元素等。

### 3. 黄色食物养脾

五行属土，入脾经。如玉米、黄豆、花生、杏、橘、橙、柑、柚等。黄色食物中维生素 A、维生素 D 的含量均比较丰富，维生素 A 能保护肠道、呼吸道黏膜，减少胃炎等疾患发生；维生素 D 有促进钙、磷元素吸收的作用，能壮骨强筋。橙黄色食物含有丰富的胡萝卜素和维生素 C，可以健脾、护肝，预防胃炎，防治夜盲症等。中医认为，肝病易于伤脾胃。所以，多吃黄色食物补脾以养肝是明智的选择。

### 4. 白色食物养肺

五行属金，入肺经。如茭白、冬瓜、大蒜、牛奶、大米、鸡、鱼类等。牛奶、鸡、鱼的蛋白质成分含量丰富，经常食用既能增加营养，又能消除身体的疲劳，促进疾病的康复。此外，白色食物还是一种安全性相对较高的营养食物。因其脂肪含量比红色食物肉类低得多，高血压、心脏病等患者，食用白色食物会更好。中医认为，肺病易于伤肝。所以，多吃白色食物补肺以益肝也是有道理的。

### 5. 黑色食物养肾

五行属水，入肾经，常食用可补肾。肝肾两脏相互资生，所以补肾也即养肝。如黑芝麻、黑木耳、黑豆、黑米、香菇、紫菜等，具有通便、滋补肾精、提高免疫力、润泽肌肤、养发美容和抗衰老等作用。

## 四、把持住自己的药匣子
### ——千万不要乱吃药

曾看到一则报道：一个年轻的小姑娘其实本身并不胖，为了减肥，买了几种减肥药，为了减肥效果好，一次把几种减肥药都吃了，结果急性药物中毒抢救无效，年轻的生命就此消逝了。多么可惜呀！现在有的人生病了，不去正规医院看病，自己凭感觉、经验买药吃药，或者去药房听卖药的介绍。有些人并不了解自己的疾病状况，不了解药物的适应证和不良反应就服用；还有人为了追求养生，随便服用中药、中成药如冬虫夏草、人参、鹿茸、六味地黄丸之类的，把吃补药当成养生；还有的人认为时下流行的、大肆宣传的药品，就是好药，随便服用，盲目地乱吃药。长此下去，药物的不良反应就会显现出来，身体的脏器就会遭殃，身体不但没变好反而坏了。

身体不舒服了，不要一味地姑息，认为随便吃吃药就解决了；同时也不要认为自己得了什么大病，惴惴不安，自己吓自己，要到正规的医疗机构检查，在医生的指导下正确用药。

现代人追求养生之道无可厚非，但什么是养生之道呢？不是随便吃吃进补的中药就行了，很多人认为中药无不良反应，真的无不良反应吗？是药三分毒，世界上不存在无不良反应的药物，中药也不例外。中

第七章 细节决定肝健康，生活中的保肝学问

第七章 细节决定肝健康，生活中的保肝学问

137

药的药性不是一成不变的，与其他药物相互作用，药性就可能发生改变，用于不同的人效果不同，病变不同时期，作用也不同。中医养生讲究阴平阳秘，保持阴阳平衡，用药更是讲究辨证论治，针对不同的体质，合理用药，"虚则补之，实则泻之"，切不可胡乱用药。

时下大肆宣传的药物、保健品，宣称可取代真正的治疗性药物，真的有如此神效吗？相信患者真正用了就知道可不可以替代了，倘若错过了适当的治疗时机，损失的就不仅仅是金钱，而是健康了，选择适合自己的，把持住自己的药匣子，千万不要乱吃药。我的一个朋友，到外地出差，不小心感冒了，自己随便在小药房买了红霉素吃了，第二天就头晕，恶心，全身无力，不能吃饭了。马上回老家到医院一检查，肝功能明显异常，转氨酶达到800（U/L）以上，立刻住院了，经过半月的治疗，病是治好了，花的费用不用说了，多么沉痛的教训啊。

## 五、洗牙、美容、输血
### ——可能染上肝炎病毒

经常有患有病毒性肝炎的患者来就诊会问大夫：医生，我家里没有人得乙肝，怎么就我有这个病？这时候大夫通常都会问，你有没有输过血？洗过牙？做过美容（文眼线、文身、文眉、穿耳洞、舌洞、脐洞、美甲、修脚等）？这些都可能染上肝炎病毒。

乙肝的传播途径主要包括母婴传播、血液传播、性传播。一些不卫生的输血、美容、生活方式都可能被乙肝感染，比如美容行业各种器械反复使用，消毒不严给肝炎病毒可乘之机，因此，洗牙、文眉、打耳洞等感染乙肝的病例时有出现。成人正处于生命活动和社会活动最旺盛的时期，繁重的工作、不规律的生活、强大的精神压力让身体一直处于超负荷运转的状态，免疫力随之下降，为乙肝病毒的入侵埋下隐患。皮肤是人体的一道天然防线，能抵御外界机械性、物理性、化学性刺激的伤害和病原微生物的侵袭。生活中所有对皮肤有损害的行为都可能因此而感染病毒性肝炎，如文眼线、文身、文眉、穿耳洞、舌洞、脐洞等侵入性美容项目，破坏了这道防线，使人体容易招致致病微生物的侵袭。而随着出差和应酬的增多，皮肤中哪怕出现一点点破损，如口腔溃疡、擦伤、洗牙等，都会加大感染乙肝的风险。

告诫爱美的人士，在日常生活中应注意美容用具的单独使用和定期消毒，以免疾病的蔓延。如果要文身、穿耳孔、美甲需要上美容院，选择正规的美容机构。在接受穿刺类美容项目时，请证实他们使用的工具是否都经过严格消毒，确认牙医等医务工作者使用的医疗器械是否消毒或为一次性使用。

爱美、追求美，无可厚非，但要注意保护自己。

## 六、肝病患者的黄金睡眠时间

养生三大事，一睡眠，二便利，三饮食，而睡眠是头等大事。睡眠时人体处于卧位，血液流回肝脏，加之身体处于休息状态，肝脏能得到充分的休息，良好的睡眠对于护肝养肝有显著的作用。

肝病患者拥有合理的睡眠习惯对于疾病的康复可谓是事半功倍的效果。人体的脏器每个时间都有特定的活动。一天之中人的睡眠黄金时间有两个时辰，即子午时，子时即晚上11点到凌晨1点，午时即上午11点到下午1点，同时这4个小时也是骨髓造血的时间，流经肝脏的血液最多，有利于肝功能修复。所以要把握好午睡与夜间睡眠，尤其是夜间睡眠，最好晚上10点前上床，保证23点左右睡熟，为肝功能的修复作好铺垫。

肝脏的排毒时间是晚上 11 点到凌晨 1 点，23 点至凌晨 3 点为子丑时，胆肝经最活跃的时候，肝脏开始排毒，把"有毒"的血液过滤掉，产生新的血液，若天天熬夜到 1 点多，肝脏不能排毒，不能产生新鲜的血液，胆无法更换胆汁，极容易患胆结石等病症，且睡前半小时不要讲话，睡觉时更不要讲话，否则一旦讲话就容易进入兴奋状态，无法入睡了。若长时间过子时睡觉，就会伤肝伤胆。若晚上要上夜班，无法避免的熬夜，那么一定要睡好午时觉，弥补一下。

## 七、睡前的最后一件事和早晨醒后的第一件事

您每天睡前的最后一件事是什么呢？可能每个人习惯不同，回答也不同，但我要说的是好好泡泡脚。

脚下的穴位丰富，长期泡脚会起到疏通经络、平肝息风、养心安神、醒脑开窍、益肾通便的作用。

对于肝病患者而言睡眠尤其重要，不仅要保证睡眠的时间，而且要保证睡眠的质量。泡脚不仅可以促进足部的血液循环，而且能消除疲劳，尤其可以改善睡眠。泡脚水温在 40℃～50℃，但不要局限，适合自己为佳，对于有糖尿病足的患者要防止烫伤，泡脚的水盆深度和底部面积要足够大，水量没过小腿及膝为佳。

每天早上一睁开眼，有的人选择马上就起床，没有给身体一个缓冲的时间，这对身体健康是十分不利的，因为夜间睡眠时血压、心率、代谢率、呼吸均减慢，而一大早刚睡醒，各器官需要从半休眠状态逐渐恢复到正常状态，血液流变学发生改变。特别对于老年人，其生理功能不能很好的调节，造成血压、心率的起伏变化，极容易出现心脑血管疾病；而对于腰部经过夜间较长时间的固定姿势睡眠，背部肌肉血液供养不足，晨起时往往会出现晨

僵症状，如腰背关节、肌肉有僵硬、酸痛感。此时若迅速起床，使腰部由平卧的松弛状态，马上变为屈腰弓背的姿势，会骤然增加腰部负荷，对腰椎间盘、腰骶关节、韧带和关节囊产生较大的压力，很可能加重腰椎间盘、韧带的压力，很容易引发腰伤。若平时已有腰伤、腰椎间盘突出症或腰痛之人，极易复发。所以早晨醒后第一件事，不要马上起床，需要几分钟的时间来缓解，然后再起床做事，而且起床时最好侧身慢慢起床。

# 八、肝病患者咋护理

很多来就诊的肝病患者问我日常生活应注意些什么，应该怎么护理。

平和心态很重要，中医认为"怒伤肝""思伤脾"，说明经常恼怒、发脾气、忧思损伤肝脏，影响消化功能，临床常见情绪不好的肝病患者病情容易反复发作，甚至有加重的趋势，多容易出现腹胀、纳差、失眠、肝区疼痛等症状。所以护理肝病患者的家属应该正确劝导患者，不是得了肝病就是世界末日了，"莫忧思、莫大怒、莫悲愁、莫大惧"，采用战术上重视敌人，战略上藐视敌人的策略。多多进行积极的语言疏导，让肝病患者在轻松的心态下生活。一个很重要的问题就是，肝病患者多容易发火，对于这种情况，家属在护理肝病患者的过程中，不能和患者硬碰硬，积极进行劝导，使其情绪平静。

患者起居要尽量规律，每天定时睡觉、起床，不熬夜，一日三餐定时定量。嘱其讲究卫生，如勤洗手、勤洗澡、勤换衣。注意劳逸适度，中医认为"卧则血归于肝"，近代医学认为行动时四肢血流增加，静卧时内脏血液供应较好。肝炎急性期的患者以卧床为主，慢性期病人应该劳逸结合。平时适量运动，有氧运动是提高机体免疫力，避免疾病发生和促进疾病康复的有效方法，要做到适量运动，循序渐进，持之以恒。

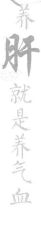

合理安排肝病患者饮食，饮食品种尽量多样化，膳食结构科学合理。饮食要有节制，中医学认为"饮食有节""药补不如食补"。平时饮食宜高蛋白、高纤维、低糖、低脂饮食。而对于肝硬化失代偿期患者宜低蛋白饮食。肝病患者必须禁酒，酒精对肝脏的损害尤为严重，酒精可以使肝细胞的正常酶系统受到干扰破坏，能直接损害肝细胞，使肝细胞坏死。患有急性或慢性活动期肝炎的患者，即使少量饮酒，也会使病情反复或发生变化。

养成良好的生活习惯，多了解一些养肝护肝知识，切莫让今天的疏忽成为明天的遗憾。

## 九、肝病患者的夫妻生活

很多肝病患者都会问，肝病患者能过夫妻生活吗？在夫妻生活中能否造成肝炎传染？毕竟肝炎是传染性疾病，那究竟肝炎患者能否过夫妻生活呢？

对于肝炎病情稳定期，病毒处于低复制或是无复制状态，夫妻双方身体适宜的情况下，可以进行有节制的夫妻生活。夫妻生活频率可以完全跟健康人一样，不纵欲就行，毕竟正常的夫妻生活，对于患者的身心健康和情绪调节都是十分有帮助的。

若出现肝功能损害，如转氨酶不稳定、持续升高或出现黄疸时应终止夫妻生活。肝炎急性期患者，转氨酶显著升高，出现黄疸加重，此时肝细胞破坏严重，此时性生活对患者是极为不利的。建议患者在肝功能恢复后，逐渐开始夫妻生活，但不要过频，时间也不宜过长，以不感到疲劳为度。

肝炎慢性期，若转氨酶升高，病毒复制活跃，提示有较强的传染性，夫妻生活不仅可以加重肝脏的损伤，同时亦有传染的可能。建议在肝功能恢复正常，病毒低复制或是无复制，休息半年或是一年再进行夫妻生活。

肝炎患者在适宜的情况下是可以进行夫妻生活的，但要有所防范、有所节制、有所注意，对双方的身心健康都是十分有益的。

## 十、肝病妈妈照样生出健康宝宝

正值育龄期的乙肝妇女都关注一个问题，能否生出健康的宝宝？回答是肝病妈妈照样能生出健康宝宝。

首先，育龄期妇女应选择合适的时机妊娠，因为妊娠对乙肝妈妈的肝脏来说，无疑是一项重大负担，妊娠妇女除身体各部位发生变化外，在这个过程中肝脏的大小、血流及代谢方面都可能出现许多变化。妊娠期孕妇体内的营养不仅要满足孕妇自身的需要，还要提供胎儿的发育所需，所以导致了孕妇自身所需能量的不足，自身肝脏得到的营养相对减少。而此时肝脏不仅要维持孕妇的正常代谢和功能，还要为胎儿的生长贡献，负担必然加重，而肝脏负担加重，抵抗外来病毒、毒物、有害因子的能力便随之下降。建议乙肝妈妈在决定怀孕之前，先到正规医院做详细检查，判断自己是否符合生育的条件。如果肝功能不正常，病毒复制活跃，那么就不适合妊娠，应等到肝功能基本恢复正常时，再怀孕。否则，不但会加重自己的肝脏负担，对以后孩子健康也是极为不利的。

其次，育龄期妇女在妊娠期的前三个月是胎儿生长发育最关键的时期，任何药物都有可能使孩子变成畸形，所以这段时间里用药要特别谨慎，避免使用高风险的药物。

最后，做好阻断母婴传播，在宝宝出生的 2 小时内接种足量乙肝疫苗

第七章 细节决定肝健康，生活中的保肝学问

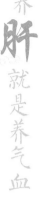

和免疫球蛋白。

另外，建议为了宝宝的健康，避免用母乳喂养，采用人工喂养为好，由于母亲是乙肝病毒携带者，乳汁里势必会存在一定量的病毒，如果母乳喂养，若孩子口中有破溃的地方，就极有可能会感染上乙肝病毒。

乙肝妈妈不必给自己有太多的压力，只要做好以上的防护措施，都可以有一个健健康康的宝宝。

## 十一、闲情逸致，顾护正气

俗话说：不怕什么人得什么病，就怕什么病得到什么人身上。中医认为情志对人的身体影响非常大，坏的心情可以影响疾病，甚至可以加重病情，心情长期不好、性格抑郁或重大事件造成的急剧刺激都可能会引起身体某些器官的病变，所以说坏心情就是一种"病毒"，它也会导致很多身体疾病，如忙碌、好强、急躁，不善于把握环境的人易得心脏病；追求尽善尽美、死板、嫉妒心强的人易得偏头痛等，所以闲情逸致，移情易性，较为重要，只有这样才能顾护正气。

中医认为"正气存内，邪不可干"。人体脏腑功能正常，正气旺盛，气血充盈流畅，卫外固密，外邪难以入侵，内邪难于产生，就不会发生疾病。若人体脏腑功能低下或亢进，正气相对虚弱，卫外不固；或人体阴阳失调，病邪内生；或外邪乘虚而入，均可使人体脏腑、组织、经络、官窍功能紊乱，发生疾病。所以说，正气不足是疾病发生的内在根据。正气不足才导致乙肝病毒的入侵。

每天保持轻松愉快的心情，乐观积极的生活态度，做自己喜欢做的事情。不要总钻牛角尖，难得糊涂，有时糊涂不失为一种大智慧。多帮助其他人，在帮助别人的过程中体会快乐，拥有良好的人际关系、丰富健康的业余生活，定能身体健康，促进疾病的治愈。而在心情不好的时候，最好能向朋友倾诉一下，在问题非常严重或已经影响到自身健康的时候，不妨到专业机构进行相关治疗。

## 十二、乙肝疫苗，最便宜的预防手段

很多乙肝患者都问，我的家人应该采取什么措施防护一下？是不是需要分开来吃饭？其实最行之有效的预防手段是注射乙肝疫苗，同时也是最便宜的手段。

乙肝疫苗可以成功预防乙肝病毒的感染，乙肝疫苗注射到体内后，可以刺激机体免疫系统产生保护性抗体，一旦乙肝病毒出现，抗体会立即作用于病毒，将其清除，阻止感染机体，并且不会对肝脏造成伤害，使人体具有了预防乙肝病毒的免疫力，从而达到预防乙肝感染的目的。我国大多数乙肝病毒携带者来源于新生儿及儿童期的感染，新生儿的免疫系统尚不健全，对乙肝没有免疫力。由此可见，新生儿的预防尤为重要，所以我国将接种乙肝疫苗纳入计划免疫。

乙型肝炎疫苗全程接种共3针，按照0、1、6个月程序，即接种第1针疫苗后，间隔6个月注射第2及第3针疫苗。新生儿接种乙型肝炎疫苗越早越好，要求在出生后24h内接种。新生儿的接种部位为大腿前部外侧肌肉内，儿童和成人为上臂三角肌中部肌肉内。

在此建议读者到医院检查乙肝"两对半"（即乙肝免疫），若乙肝抗体阴性的，尽快注射乙肝疫苗。

## 十三、霉变食物让肝癌离我们越来越近

历史悠久的中华民族，祖祖辈辈都崇尚"勤俭节约"的良好美德。老

百姓居家过日子，都讲究勤俭持家。生活中，我们都尽量做到不浪费，希望每一顿饭菜都能做到味道可口，数量正好。可现实却是，很多时候难免会剩下一些饭菜，有时是一家人齐努力把剩下的饭菜"一举消灭"，有时就会将上一顿剩下的留到下一顿，热一热再吃。其实，这样的"节约"习惯，有时会害了您和家人的身体健康。因为这些被剩下来的食物，或许存放时间较长，老百姓叫"隔夜菜"，或是因为保存不当，虽然我们用肉眼从剩菜的表面上看并没有什么异常，其实它们的内在已经发生了霉变，其中的这个"霉"就是黄曲霉素。

黄曲霉素对咱们来讲或许并不陌生，它是一类化学结构类似的化合物，在潮湿的食品和饲料中出现的概率最大。它们广泛地存在于动植物和各种坚果中，尤其是花生、稻米、玉米、大豆、小麦等这些食用粮油产品中。甚至是我们家用的筷子，如果是竹子或木质的，超期使用会发霉变黑，可能也存在黄曲霉素。黄曲霉是霉菌毒素中毒性最强、对人类健康危害极为突出的一类霉菌毒素，它被证实与肝癌的发生有着密切的联系。所以，霉变食物对我们来说，危害其实是相当大的。它可以存在于久置的饭菜中，也可以在放置于潮湿环境的米、面中发现它。生活中其实它是广泛存在的，举个例子您就知道其实我们都接触过它。黄曲霉素的味道是很苦的，我们在食用花生、瓜子等食物时都遇到过吃到很苦的果实的情况。如果感觉很苦，应该马上吐出来，并漱口。发霉的花生、瓜子、核桃等都容易产生黄曲霉素。

当然我们也不必惊慌，也不需要谈"霉"色变。它对于我们的危害程度也因人的年龄、性别和营养状态而异。只要您平时多加注意，尽量不要食用久置的饭菜，特别是天气热的时候，高温潮湿的环境会为黄曲霉的生长提供相当良好的条件，这也提醒我们，在厨房放置米面粮油等食品时，一定要注意防潮！

既然它就藏在我们身边，我们如何能发现它呢？现在教您一个家用简易的办法。首先您需要一个能产生紫外光的设备，例如，识别钞票真伪的紫外灯即可。因为黄曲霉素在紫外光下可产生荧光效应，用紫外光照射需检测的大米，若是能用肉眼观察到蓝色或绿色的荧光，就证明大米已经受到黄曲霉毒素的污染，就不能再食用了。

现在您明白了，有些时候的节约其实并不可取。让我们一起远离霉变食物，远离肝癌！

## 十四、定期检查
### ——知己知彼，百战不殆

人到了中年以后，身体的各项功能开始走下坡路了，各种疾病也随之而来，而且现代的生活节奏快，生活压力大，难免会出现身体不适的症状，所以定期检查身体就显得尤为重要，只有定期检查才能知己知彼，百战不殆。

对于肝病患者定期检查更是重中之重。很多人都知道肝病的治疗及检查是长期性、规律性的，但有些人在治疗中，觉得自己身体比以前改善了，化验指标都趋于正常了，就掉以轻心，甚至觉得"自己的身体好了，没有必要再检查和治疗了"。乙肝的治疗真的如此吗？

乙肝的治疗是个长期的工作，根据患者的具体情况制定治疗方案。是否选择抗病毒药物或者选择什么样的抗病毒药物，需根据患者的症状、体征、肝功能情况、病毒的复制量高低、有无并发症等进行选择，而在用药期间，肝功能的变化及病毒的复制量是必须要知道的，所以定期检查就显得尤为重要。有的患者治疗一段时间后，病毒没有复制，肝功能正常了，觉得检查费、治疗费很贵，就自行停止了，结果病毒出现反弹也不知道，这为治疗带来了困难，所以肝病患者一定要定期检查。

第七章 细节决定肝健康，生活中的保肝学问

## 十五、 您了解自己的家族史吗

肝病患者您了解自己的家族史吗？注意过自己家族中的兄弟姐妹、父母、祖父母有谁得过乙肝、肝硬化、肝癌等疾病吗？

乙肝是传染性疾病，但调查发现乙肝多存在家族聚集现象。问诊时询问患者，一部分患者可明确的在家族中追述出来。只是在过去的医疗条件不允许的情况下或是医疗条件简陋的地方，多对身体检查不重视，等到发现疾病时多是终末期，多发展为肝硬化失代偿期或是肝癌晚期，已错过最佳的治疗时机，却很少有人知道自己是由乙肝发展而来的。

虽仅有极少数专家承认乙肝遗传的特性，但乙肝确有明确的基因易感性或遗传性。基础研究已证实 HBV 可经过精子、卵子传播到下一代，母婴传播概率远大于父婴的传播概率。

家族性乙肝后肝硬化、肝癌的发生率较出生后感染的乙肝患者要大。所以对于有乙肝家族史的高危人群，应该更加重视自己的情况，仔细观察病情变化，定期检查跟踪并配合医生的治疗计划。我周围许多的朋友，有肝病家族史的，其子女有许多都得了肝病。告诫有肝病家族史的人，平时一定要注意自己的身体，注意饮食起居运动的保健，减少疾病的发生。

## 十六、 教你看懂乙肝五项

乙肝五项，也就是老百姓俗称的乙肝两对半，包括乙肝表面抗原（用 HBsAg 表示）、乙肝表面抗体（用抗 –HBs 表示）、e 抗原（用 HBeAg 表示）、e 抗体（用抗 –HBe 表示）、核心抗体（用抗 –HBc 表示）。

乙肝五项检查有很多结果，正常的结果有以下三种：

①乙肝五项全部阴性

说明现在没有感染乙肝病毒，所以这种检查结果是正常的。但是需要注意的是，此种人，体内没有保护性抗体的存在，需要及时注射乙肝疫苗的，要按照0-1-6的原则进行注射。

②乙肝表面抗体阳性，其余为阴性

出现这种情况代表检查是正常的。乙肝表面抗体阳性表示以往有过乙肝病毒感染的历史，机体产生了一定的免疫力；或者接种乙肝疫苗或打过乙肝免疫球蛋白或者对HBV感染产生特异性免疫。

③乙肝表面抗体阳性、乙肝核心抗体阳性，其余为阴性

这说明是接种了乙肝疫苗后，或是乙肝病毒感染后已康复的结果，已经具有免疫能力。这种检查结果也是正常的。

乙肝五项指标各项阳性所代表的意义：

①乙肝五项指标第1阳性

表示是乙肝病毒感染者，伴有第3、5项阳性就是大三阳，伴有4、5项阳性就是小三阳。但不论上述何种情况，只要伴有第2项阳性就表示乙肝在恢复期，趋于痊愈。

②乙肝五项指标第2项阳性

表示乙肝已痊愈或有效接种乙肝疫苗后。与伴第5项阳性意思差不多。

③乙肝五项指标第3、4项阳性

极少见，建议重新检查。伴有第1项和第5项表示大三阳或小三阳。

④乙肝五项指标第5项阳性

在潜伏期肝炎患者，隐匿性肝炎患者，乙肝病毒携带者，痊愈患者，接种疫苗后的健康人中都可能出现单五阳，单五阳也不可大意，建议去查查有无肝炎、丙肝，是否是病毒携带者等。第5项阳性代表的意义没有针对性，多作为其他项的辅助判断项。

## 十七、肝囊肿、肝血管瘤并不可怕

很多患者，做完肝胆脾胰彩超，发现报告单有个"肝囊肿"或"肝血管瘤"的诊断后就大惊失色。看了下面的介绍后你就不用太过担心，定期复查就行。

肝囊肿是怎么回事？说到这个肝囊肿，很多人会联想到肝病，会不会很严重，其实这个肝囊肿是一种良性的、先天性的疾病。说它良性，是说它一不是肿瘤，二不是癌症，也很少癌变，它就是肝脏里面的一个"小水球"。如果没有症状，那么可以暂时不去治，但要定期检查，随时了解囊肿的情况，以防病变。注意做好护理工作，饮食上可以多吃红色蔬菜。重点推荐胡萝卜、西红柿、红枣、火龙果，多喝水，可增强血液循环，促进新陈代谢。

而肝血管瘤是一种常见的肝脏良性肿瘤，我们一般所谓的肝血管瘤就是指海绵状血管瘤。它可发生于任何年龄但多数发现于成年人，多见于30～60岁，女性多于男性。以前认为单个居多，自从超声显像问世以来，所观察到的常为多个。肝左右叶均可发生，以右叶较多见。诊断时可辅助检验甲胎蛋白、癌胚抗原，单凭B超不能确诊，进一步可做增强CT。肝血管瘤在比较小的情况下可以不治疗，这时对身体没有什么影响，可动态观察，只需要定期复查肝脏彩超即可。如血管瘤持续增长、增多，出现腹胀、肝区不适等建议治疗，以消除症状，控制增长。平时要注意保持情绪平稳，不要动辄生气着急，饮食清淡，少食辛辣之物，戒烟酒。可适当多食用海带、紫菜、贝壳类、萝卜、山楂、丝瓜等食物。

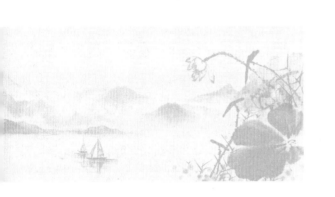

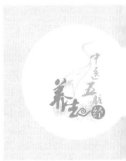

第八章

保护肝胆，肝胆同治

# 一、侠肝义胆，肝病胆病总相随

前面我们已经提到了，肝和胆是相互照应、荣辱与共的亲密关系。中医有"五脏六腑"的说法，肝脏属于"五脏"的序列，而与之对应的"腑脏"正是胆脏，肝与胆互为表里，生理关系同样非常密切。

肝主疏泄，胆主通降。胆汁的正常排泄，依靠肝的疏泄功能，而肝脏功能失常，势必影响胆汁的分泌和排泄。反之，胆汁排泄不畅也会影响肝的疏泄。

另外，在精神情志方面，肝调畅情志，胆主决断，都与人之勇怯相关。肝胆之间彼此协调，我们的"胆"才会"壮"。平时，老百姓总讲"胆小"，其实，细品一下，和中医"肝胆"的生理作用基本一致。肝为将军之官、胆主决断，如果一个人犹犹豫豫、胆小怕事，正是肝胆不足的表现，也是"胆小"的表现！

如果说在健康的状态下，肝胆相照的内涵是"一荣俱荣"。那么，到了疾病的状态下，这种关系就会表现为"一损俱损"。也就是说，肝病常常影响胆，胆病也常波及肝，因此临床上有"肝胆同病"的说法。

一方面，进入肝脏的细菌、病毒，如果不能被就地消灭，就可能经胆汁"顺流而下"侵入胆囊，临床上常见的病毒性胆囊炎往往发生在病毒性肝炎之后。肝脏功能受损也会影响胆囊。肝病尤其是严重肝病的患者胆汁酸分泌减少，这会促使胆固醇和游离胆红素在胆汁中沉淀下来，进而导致胆结石的形成。所以，有肝病的人更容易患上胆结石。另一方面，胆结石、胆道蛔虫或肿瘤，也会使细菌"逆流而上"，引起肝脏乃至全身的感染。

肝胆相照，在病理状态下如此，在预防疾病时也是如此。近年来，城市居民生活水平提高了，疾病谱也有了不小的改变。缺乏运动、大鱼大肉、工作生活压力大，使得脂肪肝、胆结石的发病率节节升高。事实上，这两种疾病的预防之道不尽相同，但也有不少相通之处。例如，保持心情的舒畅，肝气条达，胆汁输送才能通畅。所以，我们一定要保持心情愉快；平时多注意饮食，限制烟酒，减少过多的脂肪和胆固醇的摄入。从现在开始，加入到保护肝胆的行列中吧！

## 二、别看胆囊小，功能很重要

胆囊位于肝脏下缘的胆囊隐窝内，呈梨形，胆囊是袋状空腔脏器，大小不固定，随着囊壁的收缩和舒张而改变，正常大小范围为：长径60~90毫米，横径20~35毫米。

如果因为它的体积小，你就小看了它，那可就错了。胆囊体积虽小，功能却很重要。它的作用主要有两个，一是储存肝脏分泌的胆汁；另一个是当食物进入十二指肠时，适时地释放储存的胆汁。这两个功能使食物更容易消化。顺便说一下，肝脏内每天产生的胆汁大约为500毫升。为了提高效率，利用如此多的胆汁，胆囊会将其浓缩为原来浓度的5~10倍，然后储存起来，以备后用。

胆囊还与胰腺合作，帮助脂肪消化，有人可能有这样的疑问，在肝脏内产生，在胆囊内浓缩的胆汁，是怎样帮助消化脂肪的呢？脂肪、胆固醇和脂溶性维生素等物质具有难溶于水的性质，即使与水混合，也会分离。此时胆汁的存在就显得尤为重要。胆汁使脂肪乳化，变为溶于水，易于消化的形式。食物一旦进入十二指肠，十二指肠就会产生一种信号激素，此时，胆囊就会紧紧收缩，将胆汁释放到十二指肠，然后与胰腺产生的消化酶共同促进脂肪的消化。

如果没有了胆囊会怎么样呢？因为没有了保护胆汁的场所，胆汁会不断地进入十二指肠，于是脂肪就不能被充分地消化，特别是食用了脂肪含量较多的食物后，就会出现腹泻、食欲缺乏、轻微的恶心、胃下垂、反胃等胃肠不舒服的症状。这种症状被称为胆囊摘除综合征。

由此看来胆囊真的很重要，我们一定要悉心地呵护它，容不得半点马虎。更不要轻易地就将它手术拿掉，它的地位以及作用很重要的！

# 三、4F 人易得胆固醇结石

胆固醇胆结石占胆结石的大部分，而被认为最容易患胆固醇胆结石的人基本上是与以下 4F 相符合的人。所谓 4F 指的是以下四种人。

### 1.female（女性）

和男性同胞相比，女性更容易患胆结石，其发病率是男性的 1.5 倍，有人认为这和女性激素有关，但是这一原因并没有被完全证实。

### 2. forty（40 岁以上）

患胆结石的人中有很多是 40 岁以上的中老年人，这是和饮食等生活习惯相关的。

### 3.fine（健康且食欲旺盛）

健康且食欲旺盛的中老年人容易患胆结石，一不小心就会吃多的人更

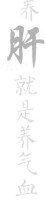

容易患胆结石。

### 4.fat（肥胖）

肥胖的人有摄取富含脂肪和胆固醇食物的倾向，因此，容易患胆结石。

综上，4F 也就是说 40 岁以上的肥胖并且食欲旺盛的女性。

肥胖不仅仅会导致胆结石，而且也是其他各种各样生活习惯病的诱因。要减肥就不要过度饮食，控制富含糖分和脂肪食物的摄入量，并且要适当运动。患胆结石的人尤其要注意不要过量摄取胆固醇。

也就是说养成正确的生活习惯，控制肥胖，是预防胆结石的方法。

## 四、说说胆囊息肉

"息肉"一词我们经常听说，但是它具体是个什么东西，大家可能还不是很了解。下面我们就来看看什么是胆囊息肉，它又有哪些类型。

### 1. 什么是胆囊息肉

胆囊息肉是指生长在胆囊内壁上，并向胆囊内突出的异常赘生物，又称胆囊息肉样病变，是现在正在增加的一种胆囊疾病。据说有 5%～10%的成年人患有胆囊息肉，并且不论男女，40～50 岁之间都有患病的倾向。

### 2. 如何分辨胆囊息肉的类型

一般腺瘤样息肉在临床上比较少见，且绝大多数是单个存在的，很少出现两个或者几个并存的现象。而胆固醇性息肉则在临床上十分常见，且绝大多数为多发，很少为单发。B 超检查时常常将这种多发的胆固醇结晶笼统地诊断为多发性胆囊息肉。其实，这类所谓多发性胆囊息肉的患者，手术摘除胆囊后，剖开胆囊检查，里面往往没有真正的息肉，有的只是一些沉积在胆囊黏膜上的非常松软的胆固醇结晶体。

### 3. 胆固醇性息肉是如何形成的

胆固醇性息肉是胆囊黏膜胆固醇结晶沉积，常常是体内胆固醇代谢紊乱的局部表现，可能与喜欢高脂肪、高胆固醇的食物，工作紧张，饮食不规律等因素有关。

### 4. 被诊断为胆囊息肉应该怎么办

被 B 超诊断为胆囊息肉的患者，不用紧张，请尽快找肝胆外科专科医生进行检查，确定息肉的类型，制定出治疗方案。

### 5. 胆囊息肉会恶变吗

胆囊息肉会不会恶变，这是每一个患胆囊息肉患者都关心的问题。一般来说，胆固醇性息肉无肿瘤倾向，也不可能恶变，但是有可能发展成为胆囊结石或并发慢性胆囊炎。而胆囊腺瘤样息肉则有一定的恶变可能，往往这种息肉均较大，直径可能超过 1 厘米。

因此，胆囊息肉的直径接近或超过 1 厘米的患者，医师会建议其定期复查肝、胆、胰、脾彩超来检测息肉体积的变化情况。

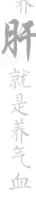

### 6. 胆囊息肉可能出现哪些症状

胆囊息肉可以没有临床症状，但也可以有上腹区或右上腹区闷胀不适、隐痛、消化不良等表现。少数患者还可能合并急性胆囊炎，出现胆绞痛。

胆囊息肉被确诊后，一般认为治疗方案的选择关键是确切判断病变的性质是属肿瘤性还是非肿瘤性，两者的治疗措施截然不同。前者有癌变可能，通常应做胆囊切除；后者为无癌变性息肉，除合并有胆囊结石或具有明显的临床症状外，一般不需要做胆囊切除术。

## 五、胆儿小与肝胆有关

如果说胆儿小与肝胆有关，一定会有人将信将疑，甚至是嗤之以鼻，可是事实就是如此，胆小的确与肝胆有关。中医认为，肝胆有"共主勇怯"的作用，"勇"即为勇敢，"怯"即为怯懦，即一个人胆大与胆小是由肝胆来共同主宰、共同决定的。

典籍中记载："肝者，将军之官，谋虑出焉。胆者，中正之官，决断出焉。"肝主决断与人的勇怯有关，而决断来自肝之谋虑，肝胆相互配合，人的情志活动正常，遇事能做出决断。"胆附于肝，相为表里。肝气虽强，非胆不断。肝胆相济，勇敢乃成。"前面提到了肝胆的生理关系，肝胆共主勇怯的作用正是以二者的生理关系为基础的。

胆儿大的人，剧烈的精神刺激对其影响不大，恢复的也快；胆儿小的人，受到精神刺激的不良影响时，很容易形成疾病，出现善恐、易惊、失眠、多梦等情志异常的病变。所以要想做个勇敢的胆大之人，像战场上威武的大将军一样临危不惧，有勇有谋，而不是一个整天生活在恐惧中的怯懦的胆小鬼，就一定要保护好我们的肝胆，让他们更好地为我们做决断，主勇怯。

## 六、肝病胆病鉴别要点
### ——位置和范围

一位妇女因反复低热、肝区胀痛和食欲不振，肝功能化验转氨酶升高，曾被当地医院诊断为"慢性肝炎"。但治疗数月不见起色，后发生高热、寒战，转入一家市级医院后，确诊为左肝管内结石和慢性胆囊炎。由于延误时日，左半部肝脏已发生硬化征象，切除了左半肝和胆囊，才基本控制了病情的进展。

还有一位中年男子，因右上腹和肝区不适，被诊断为"急性肝炎"，送入传染病院隔离治疗。住院期间，突发剧烈腹痛，病友们见状都感奇怪：没见过肝炎病人有这么厉害的腹痛呀？后经会诊，才确诊为胆结石。

通过以上的病例，我们发现对于肝病和胆病，非常容易出现错误的判断。我们应该从位置和范围上将二者做一下鉴别，肝病是肝区疼痛，而且范围较大；胆囊疾病是胆囊点疼痛，而且范围较小。如果从这两者上注意一下，二者就不会那么容易混淆了。再者，就是借助于检查手段来分辨。不过，更重要的是时时刻刻保持头脑清醒。

## 七、肥肉也要适当吃几片
### ——预防胆囊疾病

如何预防胆囊疾病，总结有几点：饮食要有节制，食不过饱，而且不要偏食，避免暴饮暴食。平时以低脂肪、低胆固醇食物为主，宜多食用高碳水化合物、高纤维的清淡易消化食物。忌生冷以及过硬、不易消化的食物，辛辣食物，油炸食品等，多食新鲜水果。此外，不饮或少饮酒。

第八章　保护肝胆，肝胆同治

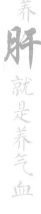

还有一点就是要严格控制肥肉的摄入。但是严格控制不等于完全不摄入，经常有人会陷入这样的误区。其实，适当地吃几片肥肉，不仅不会对预防胆囊疾病产生不利的影响，相反，还会产生有益的促进作用。

现在，许多人谈"肥"色变。因为在一般观念中，肥肉总是和油腻、肥胖、胆固醇高紧密相连，总把吃肥肉与患高血压、冠心病、肥胖症等联系在一起，好像吃肥肉就是人们患这些疾病的罪魁祸首，许多中老年人更是把肥肉列为"禁品"。

其实，这是对肥肉的一种误解，要为肥肉进行一次平反。肥肉的主要成分是脂肪（其中主要是饱和脂肪酸），脂肪还含有人体需要的卵磷脂和胆固醇。胆固醇，这是组成脑、肝、心、肾必不可少的物质，还是人体内不少内分泌激素如性激素的主要原料。有一部分胆固醇经紫外线照射可转化为维生素 D。含脂量高的食物吃了以后比较耐饥，还可以维护蛋白质的正常代谢，溶解维生素 A、维生素 D、维生素 E 和维生素 K，同时也能促进这些维生素的吸收和利用。倘若人们长期不吃或吃很少的肥肉，容易使机体处在低胆固醇状态下，严重的可继发其他疾病，不仅对预防胆囊疾病没有丝毫帮助，还会适得其反。

从生理学上来讲，摄入脂肪后，会促进胆汁的分泌，对泥沙样结石患者，可以促进胆汁分泌，并促使泥沙样结石排出胆囊外。

从营养上来说，适当地吃些肥肉是很有益处的。特别是老年人常吃炖得熟透了的肥肉（炖两小时左右），可以降血脂、降血压、降胆固醇。有关专家通过实验指出，随着肥肉炖的时间的增长，猪肉中的饱和脂肪酸含量大幅度下降，而单不饱和脂肪酸和多不饱和脂肪酸含量不断增加。同时，炖烂的肥肉保留了猪肉原本的营养成分。所以，大家完全不必把肥肉当"禁品"，除了那些过于肥胖或医生明令禁止的人应少吃或不吃肥肉外，只要注意烹调方法和把握好食量，还是可以适量吃点肥肉的。

但是有一部分人要注意了，脂肪类食物可以促进缩囊素的产生，从而增加胆囊收缩的次数，造成胆囊内压力升高，使胆囊扩张，致使患者疼痛加剧。所以，凡有胆囊炎的患者不宜吃肥肉。